Dr. med. Renate Collier

# Wie neugeboren durch
# Darmreinigung

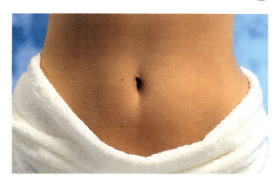

Entgiften, entschlacken,
Wohlbefinden steigern

- Krankheiten vorbeugen
- Abnehmen
- Die 8-Tage-Kur für zu Hause

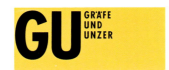

# Inhalt

| | |
|---|---|
| Ein Wort zuvor | 5 |
| **Gesunder Darm – gesunder Mensch** | **7** |
| **Unser Verdauungsapparat** | **8** |
| Der Darm und seine Abschnitte | 8 |
| Darmabschnitte und ihre Funktionen (Übersicht) | 11 |
| Schlüsselrolle Verdauung | 12 |
| Der Darm – Wiege des Immunsystems | 13 |

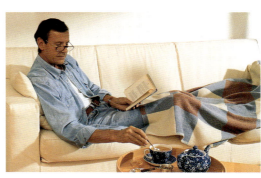

| | |
|---|---|
| | **PRAXIS** |
| **Darmsanierung – Schritt für Schritt** | **31** |
| **Wichtiges für die Praxis** | **32** |
| Zu Hause kuren | 33 |
| **Der erste Schritt: Schonung** | **35** |
| Fasten | 35 |
| Die Milch-Semmel-Diät | 37 |
| Diät-Variationen | 39 |
| Die Basenkost – auch für Allergiker | 40 |
| **Der zweite Schritt: Reinigung** | **41** |
| Der Bittersalztrunk | 42 |
| Einläufe | 44 |

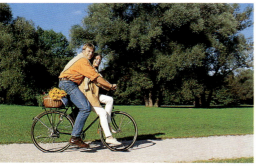

| | |
|---|---|
| **Darmträgheit und wozu sie führt** | **18** |
| Signale einer Darmstörung | 18 |
| Die Selbstreinigung des Darms | 20 |
| Magen-Darm-Passage auf einen Blick (Übersicht) | 23 |
| Selbstvergiftung durch einen kranken Darm | 25 |

**Der dritte Schritt: Belastung** 49

Über Bauchmassage
und Bauchatmung 49
Die Bauchselbstmassage 52
Bauchselbstmassage
im Überblick 59
Wickel unterstützen
die Entschlackung 62
Zur Abwechslung:
Sauna 67
Bewegen, aber nicht
überfordern 67
Massage ist passive
Bewegung 68
Die 8-Tage-Kur
im Überblick 70
Kurkrisen sind
Heilkrisen 72

## Änderung der Lebensweise 75

### Die Zeit nach der Kur 76

Die allergenarme
Basenkost 76
Kostaufbau nach der Kur 81
Ernährungsumstellung
lohnt sich 85
Die Nachkur
im Überblick 87

### Vorbeugen ist besser als heilen 90

### Zum Nachschlagen 91

Adressen, die weiterhelfen 91
Bücher, die weiterhelfen 92
Beschwerden- und
Sachregister 94

## Wichtiger Hinweis

In diesem Ratgeber werden die Zusammenhänge von Darm und Gesundheit erläutert, Darmreinigung und Ernährungsumstellung werden vorgestellt.
Die einwöchige Darmreinigungskur dürfen nur gesunde Menschen in eigener Verantwortung durchführen. Wer sich nicht sicher ist, muß seinen Arzt befragen. Menschen, die sich nicht gesund fühlen, in ärztlicher Behandlung sind, regelmäßig Medikamente einnehmen sowie chronisch kranke Menschen dürfen diese Kur nicht selbständig durchführen, sondern sollten sich einem Gesundheitszentrum oder einer Klinik anvertrauen.
Stellen sich während der Kur Befindlichkeitsstörungen oder Beschwerden ein, ist ein Arzt zu konsultieren.
Sorgfältig zu beachten sind die Erläuterung »Wichtiges für die Praxis« auf Seite 32 und weitere Hinweise im Text, die auf die Grenzen der Selbstbehandlung aufmerksam machen.

## Ein Wort zuvor

In diesem Ratgeber geht es um den Darm, unser wichtigstes Abwehrorgan, und darum, ihn auf ebenso einfache wie natürliche Weise gesund zu erhalten, um Krankheiten vorzubeugen.
Als erster hat sich der österreichische Arzt Dr. Franz Xaver Mayr (1875 bis 1965) mit der Arbeitsweise des Verdauungstrakts und seinem Einfluß auf unsere Gesundheit befaßt. Dr. Mayr war mein Vorbild; seine wissenschaftlichen Ergebnisse, verbunden mit meinen Erfahrungen spiegeln sich in diesem Buch wider.
Ich möchte Ihnen die großen Zusammenhänge von Darm und Gesundheit erläutern, denn die Energie, die uns am Leben erhält, beziehen wir aus den Nahrungsmitteln, die wir zu uns nehmen. Diese Nahrungsenergie wird vor allem im Darm in Körperenergie umgewandelt. Es ist für uns also zum einen lebensnotwendig, daß der Darm gesund und funktionsfähig ist, zum anderen, daß wir unserem Organismus die richtigen Nahrungsmittel in der richtigen Menge zur richtigen Zeit zuführen.

**Darm und Gesundheit**

Mit meinen Erläuterungen, Empfehlungen und Anleitungen möchte ich Ihnen helfen, Ihren Darm auf schonende Weise zu reinigen und sich dauerhaft richtig zu ernähren.
Beschäftigen Sie sich bitte sorgfältig mit meinen Erläuterungen, halten Sie sich an die Empfehlungen, befolgen Sie die Anleitungen – und beobachten Sie sich selbst. Vielleicht können auch Sie, wie viele meiner Patienten vor Ihnen, mit Hilfe einer Darmreinigungskur und der notwendigen Ernährungsumstellung Krankheiten vorbeugen, Ihr Wohlbefinden steigern.

**Ernährung**

Während meiner jahrzehntelangen ärztlichen Tätigkeit habe ich eines sicher auch gelernt, und ich möchte es Ihnen eindringlich vermitteln: Gesundheit ist nicht in wenigen Tagen, Wochen oder Monaten zu erreichen, nicht Sanatorien oder Krankenhäuser, weder Ärzte noch Medikamente »machen« uns gesund. Nur eine grundlegende Lebensumstellung, die wir selbst in eigener Verantwortung vollziehen müssen, kann zum Ziel führen. Voraussetzung dafür sind vor allem unser fester Entschluß und unsere innere Bereitschaft, konsequent den neu erworbenen Erkenntnissen zu folgen, sie Schritt für Schritt in unseren Alltag umzusetzen.

*Dr. med. Renate Collier*

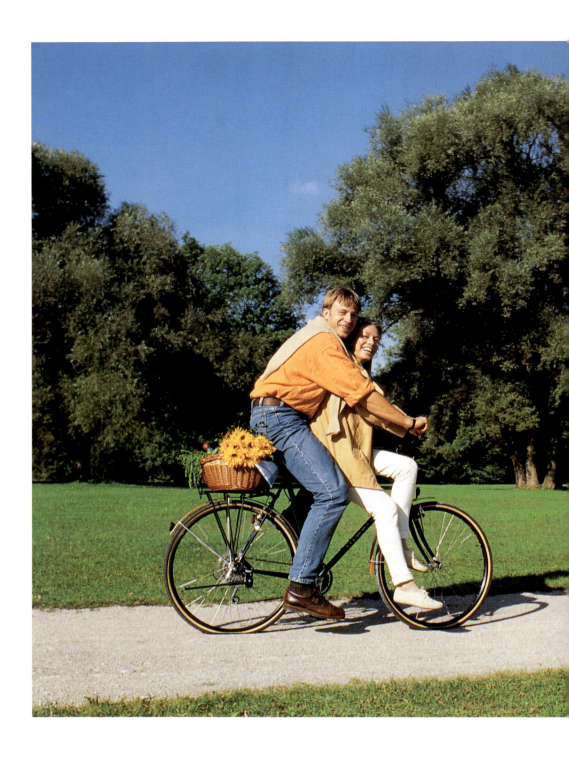

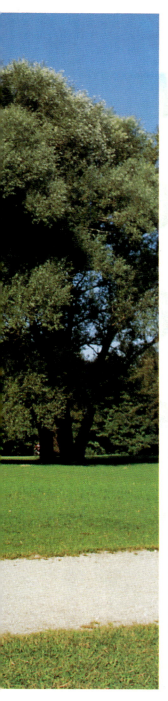

# Gesunder Darm – gesunder Mensch

**Wir sind nur dann wirklich gesund, wenn der Darm, unser wichtigstes Abwehrorgan, gesund ist und seine Funktionen reibungslos erfüllt. Wie positiv sich eine Darmsanierung auf Gesundheit und Wohlbefinden eines Menschen auswirkt, ist millionenfach erwiesen.**

**Wir essen zuviel und falsch, damit überfordern wir unseren Darm – er beginnt zu streiken. Ignorieren wir die ersten Anzeichen, wird der Darm krank und kann seine für uns lebenswichtigen Aufgaben nicht mehr erfüllen.**

**Ist er aber geheilt, kann er seinen Abwehr- und Schutzfunktionen wieder nachkommen, Beschwerden verschwinden – wir fühlen uns wieder wohl und gesund.**

# Unser Verdauungsapparat

Als erstes müssen Sie die ans Wunderbare grenzende Arbeitsweise des Darms kennenlernen und alles über seine wichtigen Aufgaben, aber auch über seine Schwachpunkte und Störanfälligkeiten erfahren. Wenn Sie die Zusammenhänge zwischen Darm und Gesundheit kennen, wird es Ihnen leichter fallen, beispielsweise Ihre Ernährungsweise umzustellen.

## Der Darm und seine Abschnitte

Auch wenn es unwahrscheinlich klingt: Die Bauchhöhlen bei gesunden, erwachsenen Menschen – ob klein oder groß, jung oder alt – sind etwa gleich groß. Das ist dadurch zu erklären, daß der Verdauungsapparat bereits zwischen dem neunten und zehnten Lebensjahr seine volle Größe erreicht; um diese Zeit wird das Längenwachstum aktiviert, was vom Darm die volle Leistungsfähigkeit fordert.

**Beim gesunden Menschen**
Ein normaler Darm wölbt die Bauchdecken weder vor noch nach den Seiten. Selbst die Mahlzeiten vergrößern das Bauchvolumen im Lauf des Tages höchstens um die Menge von einem Liter. Das wird durch die Stuhl- und Harnentleerungen aber immer wieder ausgeglichen.

Die Bauchform ist das Ergebnis einer straffen oder einer schlaffen Bauchwand und der physiologischen Spannung (Tonus) der muskulären Darmwand. Die Grafik (Seite 9) zeigt Ihnen die von Dr. Mayr definierten Bauchformen.

Betrachten wir den Bauch beim liegenden Menschen, so fällt eine ringförmige Rille auf. Beim Gesunden verläuft sie beidseitig um den Dünndarm nach oben. Das Dünndarm»paket« sollte nicht größer sein als die beiden zusammengelegten Fäuste des betreffenden Menschen. Unter der Rille müssen Sie sich den Verlauf des Dickdarms vorstellen. Er gliedert sich in einen aufsteigenden, einen

**Dünndarm**

# Der Darm und seine Abschnitte

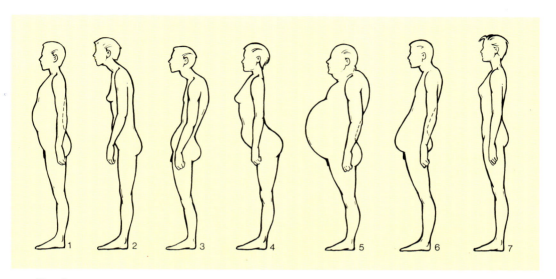

**Bauch-formen bei krankem Darm**

Habacht-Haltung (1): Der Magen ist chronisch gestört, dadurch vergrößert und vorgewölbt.

Anlauf-Haltung (2): Durch chronische Entzündungen bilden sich Gase, im Darm lagern sich vermehrt Kotreste ab.

Lässige Haltung (3): Darmstörung, durch die sich der Darminhalt vermehrt, verbunden mit Muskelschwäche.

Enten-Haltung (4): Durch Verschlimmerung der Magen-Darm-Störung wird die Haltung schlechter.

Großtrommelträger-Haltung (5): Dauerhafte Störung – der Darm wird durch Gase und Kotreste größer und schwerer.

Sämanns-Haltung (6): Die Gasbildung nimmt ab, der Darminhalt vermehrt sich weiter. Mit der Gesundung des Darms richtet sich die Wirbelsäule auf, die Bauchmuskulatur wird straff – normale Haltung (7).

**Dickdarm**

querverlaufenden und einen absteigenden Teil. Der absteigende Teil geht in das Reservoir für die unverdaulichen Nahrungsbestandteile – Stuhl, Kot – über. Er wird auch Beckendarm oder S-förmige Schlinge genannt, weil er sich vom linken Darmbeinkamm in mehreren Krümmungen durch das Becken schlängelt. Daran schließt sich der Mastdarm an. Hinter der Harnblase endet er mit einem festen Schließmuskel, dem After.

In der Grafik Seite 10 und der Übersicht Seite 11 können Sie sich eingehend über den Darm und seine Funktionen informieren.

# Unser Verdauungsapparat

**Magen-Darm-Passage auf einen Blick**

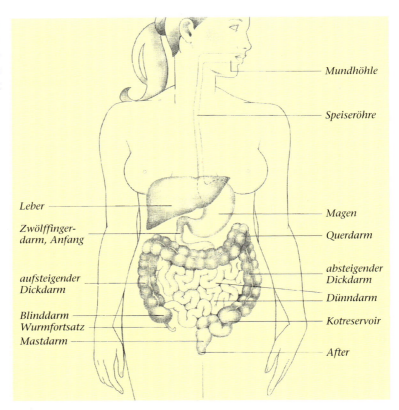

Verdauungstrakt: Über Mundhöhle und Speiseröhre gelangen die Speisen in den Magen, wo sie mit Magensäure vermischt werden. Der saure Speisebrei wird im Zwölffingerdarm neutralisiert, mit Gallensaft und Enzymen der Bauchspeicheldrüse (die hinter dem Magen liegt) versetzt, im Dünndarm aufgespalten in kleinste Teile, die über die Darmschleimhaut in die Blut- und Lymphgefäße gelangen. Im Dickdarm (Blinddarm, aufsteigender Dickdarm, Querdarm, absteigender Dickdarm, S-förmige Schlinge) wird dem Speisebrei Wasser entzogen. Vom Kotreservoir gelangt der Kot in den Mastdarm und wird über den After ausgeschieden.

# Darmabschnitte und ihre Funktionen

| Darmabschnitt | Funktion | Länge | Besonderheiten |
|---|---|---|---|
| **Mageneingang** | | | |
| **Magen** | Leitet die Eiweißverdauung ein, vermischt den Speisebrei mit Magensäure; die Säure tötet zahlreiche Keime. | leer: 25–30 cm; gefüllt: Ausdehnung maximal bis zum Nabel | |
| **Magenausgang** | | Pforte in den Zwölffingerdarm (Pylorus = Pforte). | |
| **Zwölffingerdarm** | Neutralisiert den sauren Speisebrei und beginnt, ihn mit Hilfe von Gallensaft und Enzymen der Bauchspeicheldrüse zu verdauen. | 12 Finger lang, 30–40 cm | Die Bauchspeicheldrüse liegt hinter dem Magen und wird vom Zwölffingerdarm umschlungen. |
| **Dünndarm** | Spaltet den Speisebrei in kleinste Teilchen, die über die Darmschleimhaut in die Blut- und Lymphbahn gelangen. | normal insgesamt 4–5 m, erschlafft bis 10 m | In Höhe des Wurmfortsatzes ist der Dünndarm vom Dickdarm durch eine Klappe getrennt. |
| **Dünn- und Dickdarmklappe** | Verhindert den Rückfluß von Dickdarminhalt in den Dünndarm. | | |
| **Wurmfortsatz** | Fungiert als lymphatisches Abwehrorgan. | 6–20 cm | »Mandel des Darms« |
| **Dickdarm** | | | |
| Blinddarm, aufsteigender Dickdarm, Querdarm<br><br>absteigender Dickdarm, S-förmige Schlinge oder Beckendarm | Indem er ihm Wasser entzieht, verdickt der Dickdarm den Speisebrei zu festem Kot; im Querdarm gehen Mineralstoffe zum Teil in den Kot und zum Teil ins Blut über. | normal 1,5–2 m<br><br>normal 25–35 cm<br>normal 35–45 cm<br>normal 45–55 cm<br>normal 30–40 cm | Blinddarm und aufsteigender Dickdarm gehen ineinander über.<br><br>Reicht von Fixationspunkt zu Fixationspunkt, von der Leber bis zur Milz. Hauptsitze von Ausstülpungen in die Darmschleimhaut (Divertikel) sind absteigender Dickdarm und Kotreservoir. |
| **Mastdarm** | Kotreservoir. | 15–20 cm | Der Mastdarm füllt sich vor dem Stuhldrang. |
| **Schließmuskel** | Fester Abschluß des Darms. | | Im Alter bei Erschlaffung durch Kotdurchlaß Inkontinenz. |
| **Darmausgang** | | | Hämorrhoiden |

## Schlüsselrolle Verdauung

**Energie aus der Nahrung**

Unser Körper ist nichts anderes als ein Zellenstaat, in dem die einzelnen Zellen Werkstätten des Lebens darstellen. Sie produzieren die Energie, die den großen Zellenstaat des menschlichen Körpers lebensfähig erhält. Die dazu erforderlichen Stoffe werden aus der Nahrung im Darm aufbereitet und von dort weitertransportiert.

■ Der Darm gehört zu den lebenswichtigen Organen: Er wandelt Nahrungsenergie um in Körperenergie.

Für diese Arbeit ist der Darm gut ausgerüstet: Die muskuläre Darmwand wird von einem weitverzweigten Netz zahlreicher Nerven, zu- und abführender Blutgefäße (Arterien und Venen) und einem besonders dichten lymphhaltigen Gewebe durchzogen. (Mehr darüber im Kapitel »Der Darm – Wiege des Immunsystems« auf Seite 13.)
Ein eigenständiges Nervengeflecht steuert das Zusammenspiel dieser verschiedenen Elemente in der Darmwand und sorgt dafür, daß die von der Darmwand aufbereiteten Substanzen über das Blut in den Organismus gelangen.
Um den vielfältigen Verdauungsaufgaben entsprechen zu können, besteht der Darm aus einem dreischichtigen Muskelschlauch (Darmrohr) von längs, rund und quer verlaufenden Fasern, die seine Beweglichkeit in jeder Richtung ermöglichen.
Die eigentliche Verdauungsarbeit leistet die Innenauskleidung, eine sensible und hochspezialisierte Schleimhaut. Vor allem in der oberen Hälfte des Dünndarms bildet die Darmschleimhaut zahlreiche Zotten (fingerartige Ausstülpungen). Wie die Wurzeln einer Pflanze in den Erdboden, so ragen diese Zotten in den Speisebrei und saugen aus ihm alles zum Leben Notwendige auf. Diese aus der Nahrung »gefilterten« Stoffe gelangen in die Deckzellen (Epithelien) der Darmwand, von dort in die venöse Blutbahn und das Lymphsystem des Körpers. Die Lymphe fließt kurz vor dem Herzen in den großen Blutkreislauf. Blut und Lymphe werden von diesem bis in die kleinste Verästelung des arteriellen Kapillarnetzes weiterbefördert (Kapillaren sind »Haargefäße«, die feinsten Verzweigungen der Blutgefäße). Zelle für Zelle erhält so die Energie, die sie für ihre Lebensfunktionen braucht.

**Lebensenergie**

## Abtasten und Störungen erkennen

Was sich in der Bauchhöhle abspielt, erkennt der erfahrene Arzt leicht durch Abtasten der Bauchdecke. Für eine Diagnose ist die Lage des Querdarms besonders wichtig. Dieser Darmabschnitt ist beim Gesunden gerade noch oben in der Magengrube, zwischen den Rippenbögen, zu tasten. Bei einem Menschen mit trägem Verdauungsapparat dagegen hängt er herunter und reicht je nach Ausmaß der Trägheit bis unter den Nabel herab oder sogar bis ins kleine Becken hinein. Der meist geblähte Querdarm läßt sich dann als schlauchartiger Wulst (bis zu zwei Finger breit) in der entsprechenden Höhe tasten. Im Verlauf der Gesundung rückt er langsam wieder nach oben.

**Gesund oder krank**

Aber durch Abtasten ist noch mehr fühlbar. Die in ihr verlaufenden Blut- und Lymphgefäße verleihen nämlich der Darmwand einen schwammartigen Charakter, so daß sich je nach Gesundheits- oder Funktionszustand mehr oder minder Wasser, Blut und Lymphe in der Wand staut, was sich auf die Spannung des Gewebes auswirkt. So läßt sich der Spannungsgrad der Darmmuskulatur (Tonus) beurteilen, aber auch Funktionsablauf (Seite 11) und Dynamik des Darms.

**Muskeltonus**

## Der Darm – Wiege des Immunsystems

Erkrankt der Darm, gerät der Mensch in eine Funktionskrise, die über schweres Leiden bis zum Tod führen kann.
Wie läßt sich dieses überaus komplexe und komplizierte Geschehen kurz erklären?
Die Darmschleimhaut ist von unzähligen verschiedenartigen Bakterien (Keimen) besiedelt. Entscheidend für eine gesunde Darmflora, wie dieses Innenleben des Darms auch genannt wird, ist das richtige Verhältnis der Keime zueinander. So müssen die säurebildenden Bakterien in der Überzahl sein. (Über die Bedeutung eines Bakteriengleichgewichts für die Darmflora lesen Sie bitte auf Seite 16.) Mit ihren Stoffwechselprodukten regen diese Keime die Darmbewegung (Peristaltik) an, haben aber eine weitere äußerst wichtige Funktion:

**Darmflora**

## Unser Verdauungsapparat

■ Die Darmbakterien sind wesentlich am Aufbau des körpereigenen Abwehrsystems beteiligt.

**Lymphsystem**

Weil diese Bakterien über das Blut auch in die tieferen Darmschichten eindringen, geraten sie in Konfrontation mit bestimmten Körperzellen: den Abwehrzellen (Lymphozyten) aus dem Lymphsystem, einem weiteren wichtigen Abwehrsystem unseres Körpers, das im Blutsystem entspringt und mündet. Es ist verantwortlich für die Reinigung der Gewebsflüssigkeit und für den Abtransport von Schlacken.

### So groß wie ein Fußballfeld

Der Darm ist das größte Kontaktorgan des Menschen zu seiner Umwelt; er ist die in den Körper verlagerte Brücke zwischen seiner Innenwelt und der Außenwelt. Über die Nahrungsmittel und deren Abbauprodukte im Organismus wird er mit vielen verschiedenartigen Substanzen konfrontiert, die ihm fremd sind:

**Abwehr von Fremdstoffen**

- Abertausende von Bakterien,
- Stoffwechselprodukte der Bakterien (Toxine = Gifte),
- Kleinstlebewesen wie Hefen, Pilze und Viren,
- Wurmeier, Würmer,
- verschiedenartige Schadstoffe.

Einleuchtend, daß sich der Darm unentwegt schützen muß und daß insbesondere im Dickdarm ein Abwehrsystem dringend notwendig ist. Denn in diesem Darmabschnitt wird der Kot nur langsam weitergeschoben, Bakterien vermehren sich ungestört, und die Giftstoffe können oft lange Zeit auf die Schleimhäute einwirken und sie im Laufe der Zeit schwer schädigen.

All diese Prozesse spielen sich auf einer riesigen Fläche ab: Die aus Vertiefungen und Erhebungen bestehende Darmschleimhaut besitzt eine Oberfläche von rund 300 Quadratmeter! (Zum Vergleich: Die Haut umfaßt zwei, die Lunge 80 Quadratmeter.)

**Größtes Abwehrsystem**

■ Die zarte Innenauskleidung des Darms stellt die mächtigste Schranke dar gegen den ständigen Ansturm von Fremdstoffen – darunter vielen Allergenen (das sind Allergien auslösende Substanzen), die, mit Nahrungsmitteln aufgenommen, in den Darm gelangen.

## Die »Wurzel der Pflanze Mensch«

Dr. Mayr hat für die geniale Funktion des Verdauungsapparats ein wunderbar zutreffendes Bild gefunden: Er nennt den Darm die »Wurzel der Pflanze Mensch«. Nur mit gesunden Wurzeln und in einem gesunden Nährboden kann eine starke Pflanze heranwachsen. Hier schließt sich der gedankliche und funktionale Kreis, denn der Nährboden der Pflanze Mensch ist seine Nahrung. Und daß Gesundheit etwas mit richtiger Ernährung zu tun hat, wissen Sie sicher. Unsere Ernährung ist aber nur dann gut, wenn unser Darm sie verdauen kann. Ein bereits kranker Darm verträgt eben doch nicht alles – mag es auch als noch so gesund propagiert werden! Welche Rolle die Ernährung für den Darm und damit für den ganzen Menschen spielt, werde ich Ihnen auf Seite 76 erläutern. Hier möchte ich aber schon kurz eingehen auf die Muttermilch und ihre die Gesundheit fördernde und stabilisierende Wirkung auf die Darmflora.

**»Nährboden« ist die Nahrung**

## Muttermilch – Schutz vor Krankheit

Je länger ein Säugling gestillt wird, desto widerstandsfähiger wird er. Die Muttermilch ist nämlich die einzige Nahrung, die seinem Verdauungsapparat und dem Bedarf seines Körpers angepaßt ist. Deshalb sollte eine Mutter ihr Kind so lange wie möglich stillen. In jedem Fall sollte Muttermilch neben der Umstellung auf andere Nahrung noch so lange angeboten werden, wie die Brust Milch produziert.

**Fremdmilch nach dem Stillen?**

Was ist aber nach dem Stillen die richtige Nahrung? Hier scheiden sich die Geister. Während viele Frauen ihren Kindern Kuh-, Schafs-, Ziegen-, Stuten- oder Büffelmilch geben, lehnen andere diese Milch für ihr Kind ab.

Eine ablehnende Haltung nehmen auch die Japaner ein. Nach dem Abstillen erhalten ihre Säuglinge keine Fremdmilch. Erst nach frühestens acht Jahren bekommen die Kinder gelegentlich eine Tasse Milch zu trinken oder eine Scheibe Käse aufs Schulbrot. Dies deckt sich mit der Beobachtung von Dr. Mayr:
Erst bis zum neunten Lebensjahr hat sich der Verdauungsapparat vollständig entwickelt. Also kann der Darm eines gesunden Erwachsenen auch gelegentlich – aber nicht täglich! – Milch und

**Kuhmilch nicht täglich**

Milcherzeugnisse in kleinen Mengen vertragen. (Wer mehr darüber wissen möchte, erfährt es aus dem Buch »Milch, ein Mythos der Zivilisation«, Seite 92).
Was macht die Muttermilch nun so wertvoll und warum kann die Kuhmilch schaden?
Die Muttermilch enthält die Bakterienart Bacillus bifidus (Milchbazillus), die im Säuglingsdarm für ein saures Milieu sorgt: die beste Garantie für das physiologische Gleichgewicht der Darmflora. Ein saures Milieu hält die Fäulnisbakterien und andere Erregerarten, die nicht die Oberhand gewinnen dürfen, in Schach. Diese wiederum benötigen für ihr Wachstum ein basisches Milieu (auch Seite 76). Die Stoffwechselprodukte der Bifidusbazillen im Darm des gestillten Kindes erhöhen zudem die Widerstandsfähigkeit gegen das Wachstum anderer eindringender Organismen. Vor allem: Nur durch Besiedlung des Darms mit diesen Keimen, unterstützt durch weitere Inhaltsstoffe der Muttermilch, wird das Immunsystem richtig und schonend trainiert.

**Muttermilch macht widerstandsfähig**

## *Wichtig: eine gesunde Darmflora*

Die Darmflora – das bakterielle Innenleben des Darms – muß gesund, also im physiologischen Gleichgewicht bleiben, solange wir leben! Denn sie schützt uns vor vielen Allergenen, vor allem jenen, die eine Nahrungsmittelüberempfindlichkeit auslösen. Wird ein zuvor gestilltes Kind mit einer Fremdmilch ernährt, verliert es diesen Schutz, denn die Bifidusbazillen im Darm gehen zugrunde. Statt dessen entwickelt sich ein Bakterienungleichgewicht durch
- die sich langsam verändernde Zusammensetzung der natürlichen Darmflora,
- die Ansiedlung fremder, von außen kommender Mikroorganismen.

**Wenn der Schutz verlorengeht**

Auf diese Weise verliert die Schleimhaut die Fähigkeit, schädliche Bakterien abzuwehren und die sich innerhalb des Darms abspielenden Abwehrprozesse zu aktivieren. Die dadurch zwangsläufig entstehende Abwehrschwäche begünstigt Darminfektionen und das Entstehen anderer Krankheiten. Ernährungsfehler oder stark wirksame Medikamente – wie Antibiotika oder Kortison – schließen den Teufelskreis.

# Der Darm – Wiege des Immunsystems

■ Alle körperlichen und – das ist keine Übertreibung! – alle seelischen und geistigen Aktivitäten hängen von einer reibungslos funktionierenden Darmtätigkeit ab!

## *Darmstörungen bei Kindern – mögliche Folgen*

Darmstörungen und -erkrankungen bei Kindern häufen sich mittlerweile; schon Dr. Mayr mußte feststellen, daß Jugendliche vom zwölften Lebensjahr an nicht mehr darmgesund waren. Durch unsere modernen Lebensbedingungen ist das heute viel früher der Fall. Bei Kindern ist, im Gegensatz zu früher, selbst Krebs keine Seltenheit mehr. Allerdings bekommen sie nicht so häufig Darmkrebs wie Erwachsene, leiden aber an Krebsformen anderer Organe und Organsysteme, zum Beispiel an Blutkrebs (Leukämie). Dafür gibt es eine einleuchtende Erklärung:

**Den Anfängen wehren**

■ Die Darmwand wirkt wie eine Schranke und ist von Natur aus auf die Angriffe von Bakterien, Umweltgiften und denaturierten Nahrungsmitteln eingestellt. Die übrigen Organe »verlassen« sich auf den Darm und sind deshalb nicht von so vielen Abwehrmechanismen geschützt, wie sie die Darmschleimhaut aufweist. Wenn aber die Darmschranke – die erste Abwehrfront – undicht wird, weil der Ansturm der Feinde zu groß geworden ist, dann können sie weiter in den Körper vordringen.

**So entsteht die Krankheit**

● Dadurch verschiebt sich die Front auf den zweiten Kampfplatz: die Blut- und Lymphbahnen, die zum körpereigenen Abwehrsystem zählen. So können unter anderem die Krebsformen des Blutes entstehen.

● Der zweiten Abwehrfront – den Blut- und Lymphbahnen – schließt sich schon beim Einbruch der Erreger eine dritte Front an, zusammengesetzt aus Leber, Nieren, Lunge, Milz, Haut und Schleimhäuten. Alle treten sie auf den Plan, um der Selbstvergiftung des Körpers (Toxämie, Vergiftung des Blutes durch Erreger und Umweltsubstanzen) Einhalt zu gebieten.

■ Dem Darm als erster Abwehrbarriere müssen wir also unsere ganze Aufmerksamkeit schenken – Krankheiten und vor allem die bösartigen Leiden entwickeln sich nicht von heute auf morgen, sondern schleichend, von uns fast unbemerkt.

**Gesunder Darm – gesunder Mensch**

# Darmträgheit und wozu sie führt

Ohne einen gesunden Verdauungsapparat können wir nicht gesund sein. Darum müssen wir uns Gedanken machen, woran wir erkennen können, ob und warum der Darm nicht richtig funktioniert.

## Krankheit ist nicht nur etwas Negatives

Der Begriff »Krankheit« hat zu Unrecht einen schlechten Ruf, denn das, was wir mit »krank« bezeichnen, ist nicht in jedem Fall etwas Negatives. Im Gegenteil: Krankheit kann unser Freund sein!

**Höchstleistung des Körpers**

■ Krankheit ist Ausdruck einer Höchstleistung unseres Körpers und dient der Erhaltung des Lebens; sie ist ein Signal für Auseinandersetzungen unseres Körpers mit Krankheitserregern und Fremdstoffen. Weil wir dies in der Regel nicht bedenken, machen wir oft unseren Freund zum Feind. Anstatt ihn zu unterstützen, unterdrücken wir ihn mit Tabletten und Skalpell, mit Spritzen und Bestrahlungen.

## Signale einer Darmstörung

Ein träger Darm signalisiert uns stets: Etwas ist nicht in Ordnung! Ein träger Darm ist in erster Linie ein »verstörter« Darm. Warum und wie macht sich das bemerkbar?
Es gibt einige Anzeichen für Störungen der Darmfunktion, die wir in der Regel nicht allzu ernst nehmen. Aber gerade diese Signale gilt es zu beachten, um den »Anfängen zu wehren«.

**Den Anfängen wehren!**

## Signale einer Darmstörung

### Über Bauchschmerzen

Es wird Sie erstaunen: Gerade dem Bauchschmerz liegt in den meisten Fällen noch keine Krankheit zugrunde. Er wird ausgelöst durch Dehnung der Darmwand (infolge von Blähungen) oder durch einen Krampf der Muskulatur des Darms (infolge einer Reizung der Darmschleimhaut); also durch leichte Funktionsstörungen. Wenn wir diese leisen, in der Regel immer lauter werdenden Mahnungen unseres Darms nicht ernst nehmen, kommt es zunächst zu gelegentlichen, danach zu andauernden Funktionsausfällen, schließlich zur Zerstörung der gereizten Bezirke (Geschwüre) und letztlich zum Zusammenbruch des ganzen Körpers. Dann ist es oft für jede Hilfe zu spät.

**Schmerz ist ein Signal**

Das Schmerz-Gefühl wird also nur indirekt durch Funktionszustände der Darmmuskulatur signalisiert; auch die gestörte Schleimhaut sendet keine »Extrasignale«. Es ist darum falsch, das Signal Schmerz einfach durch das Schlucken von Tabletten abzuschalten.

**Ursachen erkennen**

■ Man sollte also beim Auftreten von Schmerz immer nach den Gründen forschen, denn ein kleines Feuer (wie der Schmerz) ist leichter zu löschen als ein großer Brand (eine Krankheit).

### Über den Stuhlgang

Weitere Signale für eine Darmstörung kann der Stuhlgang liefern. Schon bei der ersten Untersuchung fragt der Arzt danach. Er und der Patient sind zufrieden, wenn der Darm täglich nicht nur einmal, sondern sogar zweimal regelmäßig entleert wird. Aber genügt dies wirklich? Dr. Mayr behauptet: »nein«, denn der Stuhl eines Menschen mit einem gesunden Verdauungsapparat muß eine Reihe weiterer Merkmale aufweisen:

- Es ist kaum Toilettenpapier erforderlich. Die normale Schleimproduktion des Dickdarms bildet nämlich eine Schutzschicht um den Kot, so daß er sich – ohne den After zu verschmutzen – »sauber« absetzt. Diese Schutzschicht verhindert auch, daß der Kot stark riecht.
- Es bestehen keine oder kaum Blähungen.
- Form und Farbe des Stuhls weisen bestimmte, im Folgenden beschriebene Kennzeichen auf.

**Gesunde Verdauung**

# Darmträgheit und wozu sie führt

> **Merkmale des Stuhls beim gesunden Darm**
>
> Form: Wurstartig, ansehnliche Dicke und Länge; anfangs oft leicht bucklig, Ende glatt, spitz zulaufend; Toilettenpapier zeigt nur Spuren von glasigem Schleim.
> Konsistenz: Wie gut durchgearbeiteter Brotteig.
> Oberfläche: Glatt, glänzend, von glasigem Schleim bedeckt.
> Farbe: Hell- bis dunkelbraun, abhängig von Nahrungsmitteln und Medikamenten.
> Geruch: Gering.
> Nahrungsreste: Kann unverdauliche Stoffe enthalten, zum Beispiel Kerngehäuse von Äpfeln, Mandelschalen, Knorpel.

*Worauf zu achten ist*

## Die Selbstreinigung des Darms

Selbstreinigung, diesen Begriff hat Dr. Mayr geprägt, ist die wichtigste Eigenschaft des gesamten Darmrohrs. Aber Selbstreinigung beginnt schon in der Mundhöhle. Ein Beispiel soll Ihnen das veranschaulichen:

Ißt man eine mit rohen Zwiebeln gewürzte Speise, wird sich ihr markanter Geruch zunächst in der Atemluft halten. Nach einer halben Stunde aber ist nichts mehr davon zu riechen, weil der Saft der Speicheldrüsen die »Reste« kontinuierlich hinuntergespült hat, so daß der Atem wieder rein ist. Denn, so Dr. Mayr: Der Körper hat nicht nur im Mund, sondern im gesamten Verdauungsapparat das Bestreben, nach der Arbeit seine Werkstatt zu reinigen.

*Ein Beispiel*

Reinigung ist besonders notwendig im Darm, weil er sonst »verschmutzt«: Zwischen den Zotten und den unzähligen Einbuchtungen bleiben halbverdaute Speisereste haften. Entweder verfallen diese Reste der Selbstzersetzung durch Enzyme (das ist vor allem der Fall bei roh genossenen Nahrungsmitteln) oder sie bringen die gesamte Darmflora durch Änderung des Darmmilieus (Seite 13 und 76) durcheinander. All das reizt die Darmschleimhaut und führt zu Blähungen und Koliken.

*Reinigen heißt schützen*

Selbstreinigung hat sehr wesentlich mit Nahrungsaufnahme und Zeit zu tun. In der Tabelle »Magen-Darm-Passage auf einen Blick« (Seite 23) erkennen Sie die unterschiedlich großen Zeiträume zwi-

# Die Selbstreinigung des Darms

schen den Mahlzeiten, die zur Reinigung und Erholung notwendig sind. Essen wir in kürzeren Abständen, außerdem zu viel und zu schwer (dann verweilen die Speisen länger im Magen), oder kauen wir zu wenig (dann brauchen die Magen- und Darmsäfte länger zum Aufschlüsseln der Nahrung), wird der Darm ohne Ruhepause gefüllt – das Darmrohr »verschmutzt«. So beginnt langsam, aber unaufhaltsam die Darmschädigung! Davor bewahren uns nur die Pausen von vier bis fünf Stunden zwischen den Mahlzeiten.

**Nahrungspausen**

■ Es gnügen also drei ausgewogen zusammengesetzte Mahlzeiten am Tag. Der Darm ist nämlich auf die sparsamen ökonomischen Prinzipien der Natur programmiert. Wenn wir nach dem Gesetz leben »so wenig Nahrung wie möglich, dafür reich an natürlich zusammengesetzten Nährstoffen«, wird unser Darm uns dies mit Gesundheit danken.

**Drei Mahlzeiten pro Tag**

## *Der Darm als Fließband*

Der Darm arbeitet ähnlich wie ein Fließband, bei dem in verschiedenen, aufeinander abgestimmten Etappen ein Produkt gefertigt wird. Das Band arbeitet ordnungsgemäß, wenn das Produkt nach Plan »von der Rampe rollt«. So müssen wir uns auch den Ablauf des Verdauungsprozesses vorstellen.

■ Die einzelnen Etappen der Passage des Speisebreis durch den Darm erfolgen nach einem präzisen »Timing«, das durch Nervenreflexe (Bahnungs- und Hemmungsreflexe) reguliert wird. Essen wir zur falschen Zeit oder zu oft, zu viel und zu hastig – übrigens die Kardinalfehler in der heutigen Zeit –, irritieren und behindern wir das Fließband in seiner Funktion.

**Sinnvolle Steuerung**

Das organische Transportband des Verdauungsapparats ist harmonisch eingefügt in den Biorhythmus der Natur. Schon vor 4000 Jahren haben chinesische Heilkundige diesen Prozeß beobachtet und eine »Organuhr« entwickelt. Nach ihr entleert sich der Dickdarm zwischen 5 und 7 Uhr morgens. Danach kann der Magen die Nahrung für die nächste Fließbandarbeit aufnehmen. Der Organuhr entsprechend ist eine Morgenmahlzeit in der Zeit von 7 bis 9 Uhr zur »Magenzeit« und eine Nachmittagsmahlzeit

**Organuhr**

# Darmträgheit und wozu sie führt

zwischen 13 und 15 Uhr zur »Dünndarmzeit« vorgesehen. Der späte Nachmittag und der Abend (17 bis 19 Uhr »Nierenzeit«) sind für Getränke vorgesehen zur Unterstützung der Ausscheidung. Die Passagezeiten in einem gesunden Verdauungsapparat entnehmen Sie bitte der Tabelle »Magen-Darm-Passage auf einen Blick«, Seite 23.

## Wie lange dauert Ihre Nahrungspassage?

Das können Sie leicht feststellen, indem Sie einen aufschlußreichen Versuch – die Spinatprobe – durchführen:
Sie verzehren zum Frühstück altbackene Semmeln, Butter und Honig. Zum Mittagessen grünen Blattsalat mit Avocado, angemacht mit einem hochwertigen Öl, Gewürzen und Salz. Anschließend nehmen Sie eine reichliche Portion gekochten Spinat zu sich, gewürzt nach Geschmack. Zum Abendessen dasselbe wie zum Frühstück.

**Machen Sie diesen Versuch**

Dann warten Sie ab, bis sich der durch den Spinat grün gefärbte Stuhl entleert. Er sollte von den hell gefärbten Morgen- und Abendportionen genau abgesetzt sein. Ist das am nächsten Morgen der Fall und sieht er aus wie beschrieben – eben der Idealfall! –, dann können Sie sich zu einer guten Selbstreinigung gratulieren!
Fällt diese Probe, vielleicht wider Erwarten, negativ aus, kann eine Darmreinigung wieder eine reibungslose Darmfunktion herstellen.

▶ Sollten Sie eine der modernen Toiletten »besitzen«, legen Sie, der besseren Betrachtung wegen, einige Blätter Haushaltspapier in die Schüssel.

# Magen-Darm-Passage auf einen Blick

| Darmabschnitt | Zeitbedarf für die Passage | Gesamtdauer der Magen-Darm-Passage |
|---|---|---|
| Mageneingang | | |
| Magen | Der erste Speisebrei verläßt bereits nach wenigen Minuten den Magen. Bei richtiger Ernährung hat die gesamte Speise nach 2 Stunden den Magen wieder verlassen. | Von wenigen Minuten bis zu 2 Stunden. |
| Magenausgang | | |
| Zwölffingerdarm | Rasche, zügige Passage, die davon abhängig ist, wie schnell und häufig die Magenentleerungen stattfinden. | Nach einigen Minuten gelangt der erste Speisebrei in den Zwölffingerdarm. |
| Dünndarm | 3 1/2 bis 4 1/2 Stunden | |
| Dünn- und Dickdarmklappe | | Nach 3 1/2 bis 4 1/2 Stunden gelangt der erste Speisebrei in den Anfang des Dickdarms. |
| Wurmfortsatz | | Füllt sich nur in pathologischen Fällen, führt dann zur »Blinddarmentzündung«. |
| Dickdarm | | Zunächst in größeren, später in immer kleineren Abständen – mit einem Höhepunkt nach 1 bis 2 1/2 Stunden – gelangt der gesamte Speisebrei fortlaufend in den Anfang des Dickdarms. |
| Blinddarm, aufsteigender Dickdarm, Querdarm | 2 Stunden<br>2 1/2 Stunden | |
| absteigender Dickdarm, S-förmige Schlinge oder Beckendarm | 3 Stunden<br>6 Stunden | Nach 5 1/2 bis 6 1/2 Stunden erreicht der Kot den Leberknick, nach 8 bis 9 Stunden den Milzknick, nach 11 bis 12 Stunden den Anfang der S-förmigen Schlinge. |
| Mastdarm | Bei Stuhldrang rasche Passage. | Nach 17 bis 18 Stunden erreicht der Kot den Übergang in den Mastdarm. |
| Schließmuskel | | |
| Darmausgang | | |

## Nervenreflexe steuern das Fließband

In jedem Abschnitt des Verdauungsapparats, vom Mund bis zum After, läuft die Steuerung des Fließbands auf die gleiche Weise ab:

**Bahnungsreflex**
- Der Bahnungsreflex signalisiert nach vorne beziehungsweise nach unten: »Freie Bahn, Nachschub folgt!«

**Hemmungsreflex**
- Der Hemmungsreflex signalisiert nach hinten beziehungsweise nach oben: »Stopp, warten, kein Platz!«

Die Intensität dieser reflektorischen Botschaften nimmt mit zunehmender Entfernung von ihrem Ausgangspunkt ab, bis die Botschaft schließlich langsam erlischt.

Da ein leicht erregbarer oder gereizter Darm stärkere Signale aussendet als ein normaler beziehungsweise gesunder, haben Reflexsignale in ihm eine größere Reichweite.

Ein Beispiel für diesen Reflexablauf:

**Reflexablauf**
Bei einem Schulkind, das aus Zeitgründen morgens den Darm nicht entleeren konnte, kommt es durch den gestauten Stuhl vor dem After zu einer Blockade. Die normalen Darmbewegungen (Peristaltik), die den Kot kraftvoll heraustreiben sollen, werden plötzlich gebremst. Jetzt kehren sich die Bewegungen in die entgegengesetzte Richtung um, was zu einer Stauung des Darminhalts im Kotreservoir führt. Dies wiederum löst einen Hemmungsreflex aus. Mastdarm und Kotreservoir signalisieren nach oben zum Magen: »Halt, keinen Nachschub! Bei mir liegt ein Hindernis vor.« Als Folge schließt sich der Magenausgang fest zu und gibt mundwärts den Impuls »Stopp« weiter. Dadurch stockt im Mund die Speichelproduktion, und das Kind hat keinen Appetit mehr. Sitzt es nach der Schule am Mittagstisch, mag es nicht essen. Aber zufällig hat die Mutter seine Lieblingsspeise zubereitet. Das Kind beginnt zu essen, und der Reiz des Essens und die Freude darauf lassen die Speicheldrüsen wieder arbeiten. Daraufhin schlägt der Magen »Alarm« und fordert den Enddarm (Mastdarm) energisch auf, die Hemmung aufzuheben, damit er seinen Inhalt zur nächsten Station, dem Zwölffingerdarm, entlassen kann. Der Darm registriert die Dringlichkeit des »Anrufs« und reagiert prompt. Ergebnis: Das Kind muß während des Essens zur Toilette und ißt danach mit größtem Appetit weiter.

Der Darm hat endlich wieder Anschluß an den Rhythmus der Fließbandkette, alles weitere spielt sich nun ordnungsgemäß ab.

Nach diesem Muster arbeiten alle übrigen Darmabschnitte und reichen dabei den Speisebrei portionsweise über fünf bis zehn Zentimeter lange Darmabschnitte weiter – im Dünndarm rasch und im Dickdarm langsam.

In der Übersicht »Magen-Darm-Passage auf einen Blick« (Seite 23) ist der Zeitbedarf für die Passage der Mahlzeiten eines Tages abzulesen. Sie erkennen die unterschiedlich großen Zeiträume zwischen den Mahlzeiten, die zur Reinigung und Erholung notwendig sind. Versuchen Sie, sich an diese uns von der Natur vorgegebenen Zeiten zu halten.

**Natürliche Nahrungspausen**

## Selbstvergiftung durch einen kranken Darm

Ein kranker Darm macht sich durch vielfältige Störungen bemerkbar. Ihnen müssen wir Beachtung schenken, um einer Selbstvergiftung vorzubeugen.
- Schluckauf,
- Sodbrennen,
- Erbrechen,
- Blähungen,
- Verstopfung,
- Durchfall,
- Hämorrhoiden,
- Analfissuren,
- Blut im Stuhl,
- Entzündungen, Tumore.

**Störungen ernst nehmen**

### Schluckauf

Der »Schluckauf« beruht auf unwillkürlichen, nicht zu beeinflussenden Zusammenziehungen des Zwerchfells, die rasch aufeinander folgen. In harmlosen Fällen verschwindet er, wenn etwas getrunken wird.

Ist der Schluckauf jedoch in keiner Weise zu beherrschen, kann es sich um eine Begleiterscheinung von Entzündungen im oberen Bauchbereich handeln, und zwar von Magen, Leber, Gallenblase

**Auch bei Krankheit**

oder Bauchspeicheldrüse. Mitunter ist er auch Ausdruck einer Bauchfellreizung. In jedem Fall sollte ein Arzt zu Rate gezogen werden.

## Sodbrennen

**Zuviel oder zuwenig Magensäure**
Dieses brennende Gefühl in der Speiseröhre entsteht durch einen ungenügenden Verschluß des Mageneingangs. Zuviel oder zuwenig Magensäure – beides kann die Ursache sein. Entweder steigt Magensäure in den unteren Teil der Speiseröhre hinauf, oder im Magen liegende gärende Speisen und Getränke, vor allem Alkoholika, irritieren die Speiseröhre.
Wenn die Beschwerden anhalten, sich bis zu quälenden Schmerzen steigern, dann müssen durch eine Untersuchung die Ursachen geklärt werden, weil sich dahinter ernste Erkrankungen verbergen können.

## Erbrechen

Es kann eine Art von Selbsthilfe und damit ein Reinigungsprozeß ersten Ranges sein. Im Altertum galt es, künstlich herbeigeführt, als Heilmethode. Diese positive Seite darf uns aber nicht dazu verführen, die ernste Seite des Erbrechens zu übersehen. Denn wie der Schmerz kann auch das ungewollte Sich-Übergeben auf eine im Augenblick drohende Gefahr (etwa eine Vergiftung) hinweisen.

**Kann Gefahr bedeuten**
Häufiges und lang anhaltendes Erbrechen zieht schwere Folgen nach sich: Der Verlust an Flüssigkeit und lebenswichtigen Mineralien (Elektrolyte) schwächt den gesamten Organismus und führt – unbehandelt – zum Versagen des Kreislaufs. Besonders bedrohlich ist das unstillbare Erbrechen bei Säuglingen und Kleinkindern sowie bei Schwangeren. Sie bedürfen rascher ärztlicher Hilfe.

## Blähungen

**Gärungsprozesse im Darm**
Die unbehaglichen Empfindungen im Bauch kennt wohl jeder. Unter Umständen kann dieser Druck durch Dehnung der Darmwand zu äußerst schmerzhaften Koliken anwachsen. Die Ursachen von Blähungen sind Gärungsprozesse mit mehr oder weniger starker Gasbildung im Dünn- und Dickdarm, ausgelöst durch eine

starke Bakterienvermehrung und/oder durch fermentative Zersetzung des Speisebreis und dadurch gehemmten (stagnierenden) Darmtransport (gilt für »ältere« Beschwerden). Diese Gärungsprozesse verstärken die Reize auf die Darmschleimhaut, deren Verdauungsleistung dadurch beeinträchtigt wird: Sie befördert den Darminhalt schneller weiter. Durch die entstandenen Gase und den dadurch erzeugten Druck reagiert die Darmwand zu früh mit Bewegungen (Peristaltik) und befördert die reizhaltige »Ladung« zu schnell in den jeweils nächsten Darmabschnitt. Die vergorenen Speisen werden auf diese Weise nirgendwo im Darm »ordnungsgemäß« bearbeitet; es entwickeln sich weitere Gase, die durch den After als »Winde« abgehen. Bleibt diese Erleichterung jedoch aus, helfen eine Wärmflasche oder ein warmer Wickel (Seite 63).

**Die Folgen**

**Hilfe**

Ein Blähbauch kann auch eine andere Ursache haben: das – meist unbewußte – Schlucken von Luft (Aerophagie). Es führt zu einer übermäßigen Ansammlung von Gas im Magen-Darm-Trakt. Wenn Sie also häufig unter nicht abgehenden Winden leiden und nicht vorwiegend blähende Nahrungsmittel zu sich nehmen (rohes Obst, rohes Gemüse, Vollwertkost), kontrollieren Sie bitte Ihre Atmung – wie ich es Ihnen auf Seite 49 erläutere. Sie finden dort auch eine einfache Übung für die Bauchatmung, die dem Übel abhilft und in Ihr tägliches Kurprogramm gehört (Seite 52).

**Luftschlucken**

**Hilfe**

## *Verstopfung*

Eine akute Verstopfung ist in der Regel kein Grund zur Sorge. Auf Reisen, in einer fremden Umgebung, nach ungewohntem Essen oder bei seelischer Erregung kommt sie schon mal vor. Ist sie aber von heftigen Beschwerden im Bauch begleitet, müssen Sie einen Arzt aufsuchen.

Ernst zu nehmen ist die chronische Verstopfung. Häufige Reizungen der Schleimhaut haben den Darm überfordert, er ermüdet und erschlafft. Die Hemmungsimpulse der erschöpften Darmwand nehmen zu. Verweilt der Darminhalt länger an derselben Stelle, entstehen immer mehr Gifte und Gase, und der Druck steigt. Schließlich wird der Reiz auf die Nervenenden in der Darmwand so groß, daß sich der Bahnungsreflex durchsetzt. So gelangt der Darminhalt mit gewaltsamer Anstrengung endlich in den nächsten Darmabschnitt. Eine chronische Verstopfung ist meist Folge von Ernährungsfehlern

**Überforderter Darm**

oder einer verminderten Bildung von Verdauungssäften. Wenn der Stuhl zudem hart ist und in Bröckchen abgesetzt wird, ist dies nicht nur Zeichen einer stark verlangsamten Dickdarmpassage, sondern kann auch ein Zeichen dafür sein, daß zuwenig getrunken wurde. Trinken Sie schon deshalb über den Tag verteilt mindestens sechs Gläser Wasser zwischen den Mahlzeiten!

**Viel trinken**

## *Durchfall*

Wie schon unter »Blähungen« erläutert (Seite 26), kann eine durcheinander geratene Bakterienflora (Darmflora, Seite 13 und 16) die Passage beschleunigen. So erklärt sich auch die Entstehung eines Durchfalls: Die Speisen gleiten dabei mit größter Geschwindigkeit durch den Darm.

Meist werden Darminfektionen von Bakterien ausgelöst, aber auch Pilze, Viren, Amöben und Protozoen (einzellige Erreger) können die Ursache von Infekten sein.

**Ursache: Bakterien**

Es kommt häufig vor, daß Kinder auf unbekömmliches Essen sofort mit einem Durchfall reagieren. Oder Reisende in ferne Länder leiden unter »Montezumas Rache«. Hat sich nach vorübergehenden Durchfällen die Schleimhaut wieder erholt, ist der Schaden behoben.

Länger bestehende Durchfälle aber müssen unbedingt ärztlich abgeklärt werden! Immer häufiger verbergen sich Nahrungsmittelallergien hinter solchen Erscheinungen. Die Ursachen herauszufinden, ist oft ein mühsames Geduldspiel.

**Ursache: Allergien?**

Eine Reihe weiterer Erkrankungen ist von mehr oder weniger heftigen Durchfällen begleitet: neben Dünn- und Dickdarmentzündungen (Ileitis, Colitis ulcerosa) auch Ruhr, Cholera, Paratyphus und Morbus Crohn, um nur einige zu nennen.

## *Hämorrhoiden, Analfissuren*

Hämorrhoiden treten oft schon bei nur schwach reizhaltigem Kot auf, als Zeichen einer beginnenden Schädigung des Darms. Wie ein Polster verschließt das Hämorrhoidalgeflecht den After. Erschlaffen seine Blutgefäße durch sitzende Tätigkeit, verbunden mit reizhaltigen Entleerungen, oder durch Verstopfung, zu harten Stuhl und überdehnte Därme, entstehen Hämorrhoiden.

**Beginn einer Darmschädigung**

# Selbstvergiftung durch einen kranken Darm

Hämorrhoiden machen jedoch erst dann Beschwerden, wenn sie sich entzünden.
Analfissuren sind kleine, aber sehr schmerzhafte Hauteinrisse am Darmausgang, meist durch zu harten und reizhaltigen Kot hervorgerufen (besonders häufig bei regelmäßigem Fleischgenuß). Ärztliche Behandlung ist unabdingbar.

**Hauteinrisse**

## Blut im Stuhl

Hellrote Blutspuren stammen von sichtbaren Hämorrhoiden, also aus dem Schwellkörpergeflecht, das den After umgibt, und aus Einrissen des Afters (Analfissuren).
Dunkles Blut kann auf Entzündungen der Darmschleimhaut zurückzuführen sein, aber auch auf Polypen und Krebs.
Bei den Untersuchungen zur Krebsfrüherkennung bekommen Sie vom Arzt Teststreifen, mit denen sich auch das nicht mit bloßem Auge sichtbare Blut im Stuhl feststellen läßt. Diese Teststreifen können Sie auch in der Apotheke bekommen.

**Ursache unbedingt klären**

## Entzündungen, Tumore

Bis jetzt war von noch weitgehend heilbaren Störungen innerhalb der Darmpassage die Rede. Erfolgt die notwendige Änderung der Lebens- und Ernährungsweise jedoch nicht, ist der gleitende Übergang in ein wirklich schlimmes Stadium durchaus möglich. Denn nun wird die Darmschleimhaut bis in die Tiefe von den schädlichen Beimengungen des sich zersetzenden Kots angegriffen, unterstützt durch die zahlreichen Bakterien, die diese Reste abbauen: gärungsfreudige Keime im Dünndarm und Fäulnisbakterien im Dickdarm. Beide Arten produzieren giftige Substanzen, besonders gefährliche die Fäulnisbakterien. Dadurch werden die Schleimhäute mit der Zeit leistungsunfähig, und es entwickeln sich entzündliche Krankheiten (Morbus Crohn, Colitis ulcerosa) und Geschwüre.
Oder die Darmwand stülpt sich nach außen und bildet dünnwandige Aussackungen, die Divertikel. Wenn Kot sich darin staut, kann sich im schlimmsten Fall ein Divertikel entzünden und als Abszeß in die Bauchhöhle durchbrechen. Vor allem aber kann der Dickdarm polypenartige Wucherungen bilden, die nach einiger Zeit in ein bösartiges Stadium (Krebs) übergehen können.

**Schwere Krankheiten**

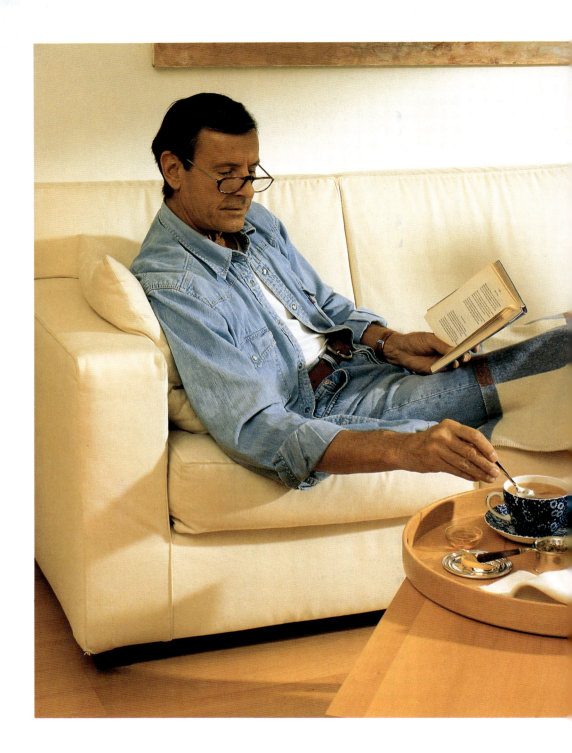

PRAXIS
31

# Darmsanierung – Schritt für Schritt

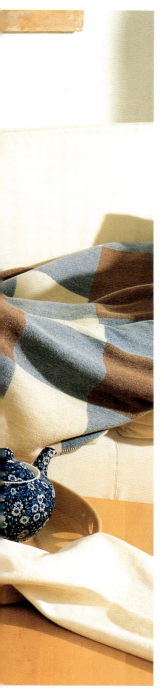

**Bevor Sie mit Ihrer Kur starten, bedenken Sie bitte dies: Es ist wichtig, daß Sie zur Ruhe kommen, daß Sie in einer für Sie angenehmen Umgebung entspannen können, daß Sie Zeit haben für sich und Ihre Gesundheit. Wenn Sie berufstätig sind, sollten Sie sich also Urlaub nehmen – für die Dauer der Kur auf jeden Fall, wenn irgend möglich auch einige Tage zur Vorbereitung und für die Nachkur.**
**Machen Sie sich vertraut mit der Praxis der Kur, besorgen Sie sich rechtzeitig alle Utensilien, die Sie brauchen. Dann starten Sie, neugierig auf das, was Sie in den kommenden Tagen erleben werden.**

# Wichtiges für die Praxis

## Darmsanierung – was ist das?

Eine Regenerationskur; der Körper wird über den Darm entschlackt, und zwar durch die drei Schritte:

**Drei Schritte**
- Schonung (Tee-Fasten, Milch-Semmel-Diät, Gemüsebrühe/Basenkost)
- Reinigung (Bittersalztrunk, Einläufe)
- Belastung (Ernährungsumstellung, richtiges Kauen, Bauchselbstmassage).

## Wie zeigt sich der Erfolg einer Darmsanierung?

- Wohlbefinden und Spannkraft steigen.
- Überflüssige Pfunde schwinden; der Bauch flacht ab. Aber: Das sind nur erfreuliche Nebeneffekte. Die Darmsanierung ist keine Abmagerungskur, sondern eine Entschlackungskur.
- Die Haut wird klarer und schöner; Haare und Fingernägel wachsen kräftiger nach.
- Das Immunsystem wird gestärkt. Dadurch kann Krankheiten vorgebeugt werden, außerdem bessert sich eine Reihe von Befindlichkeitsstörungen.

**Stärkung der Abwehrkräfte**

## Wie lange dauert eine Darmsanierung?

- Im allgemeinen sollte man sich vier Wochen Zeit nehmen für eine Kur unter ärztlicher Leitung.
- Wer sich öfter im Jahr einer einwöchigen Entschlackungskur unterzieht und eine Ernährungsumstellung vornimmt, erreicht mit der Zeit sein Ziel auch damit.

**4 Wochen**

**1 Woche – mehrmals im Jahr**

## Wer kann eine einwöchige Entschlackungskur allein durchführen?

- Menschen, die sich gesund fühlen, nicht in ärztlicher Behandlung sind und keine Medikamente einnehmen müssen, können eine einwöchige Entschlackungskur in eigener Verantwortung durchführen. Allerdings sollten sie sich Urlaub nehmen, denn wesentlicher Bestandteil dieser Kur ist Ruhe.

**Menschen, die sich gesund fühlen**

## Bitte beachten Sie

Wer sich nicht sicher ist, ob er sich die einwöchige Kur zutrauen kann, muß seinen Arzt zu Rate ziehen.
Generell ist es empfehlenswert, auch eine einwöchige Entschlackungskur im Einvernehmen mit seinem Arzt durchzuführen, der fachkundig raten kann, wenn es einmal, was selten geschieht, zu Befindlichkeitsstörungen kommt.

## Wer darf eine einwöchige Entschlakkungskur nur unter ärztlicher Kontrolle durchführen?

**Bitte beachten**
- Menschen, die in ärztlicher Behandlung stehen und/oder regelmäßig Medikamente einnehmen müssen.
- Menschen, die sehr erschöpft sind und/oder nervlich labil.
- Schwangere und stillende Frauen.

## Wer darf eine Darmsanierung nicht durchführen?

- Patienten mit Blutgerinnungsstörungen, die Blutverdünnungsmittel (zum Beispiel Marcumar) einnehmen müssen.
- Menschen, die unter einer starken psychischen Belastung stehen.

- Menschen, die gerade eine Operation oder eine schwere Krankheit hinter sich haben.
- Kranke, die an Gewicht verlieren (zum Beispiel bei Tuberkulose, Aids, Krebs).

▶ Wenn Sie nunmehr fest entschlossen sind, den Weg der Gesundung »Schritt für Schritt« zu gehen, sollten Sie sich zunächst in Ruhe mit meinen Erläuterungen für die Praxis der Entschlackungskur beschäftigen. Darüber hinaus bitte ich Sie, sich sorgfältig an meine Anleitungen zu halten.

**Bitte den Anleitungen folgen**

## Zu Hause kuren

Für Ihre Entschlackungskur sollten Sie sich, so Sie berufstätig sind, Urlaub nehmen; wichtiger Kurbestandteil ist nämlich die Ruhe. Streß und Hektik, am Arbeitsplatz oder zu Hause, behindern die Entgiftung des Darms oder machen sie gar unmöglich.
Ich befürworte die »häusliche Kur«, kenne ich doch sehr gut die Möglichkeiten, aber auch die Schwierigkeiten, denen man bei einem solchen Unterfangen begegnen kann. Ich möchte Ihnen Mut machen und Sie bei Ihrer Kur mit meinen Erfah-

**Ruhe gehört zur Kur**

# Wichtiges für die Praxis

**Bitte beachten**

rungen, Erläuterungen und Anleitungen unterstützen.
Die Entschlackungskur, die Sie zu Hause durchführen können, wird Sie um wertvolle Erfahrungen bereichern, überdies ist sie eine gute Vorbereitung auf eine länger dauernde, die intensivere Entgiftungskur, die nur unter ärztlicher Leitung gemacht werden darf (beispielsweise die Mayr-Kur).
Fragen zu einer solchen Kur beantwortet Ihnen Ihr Arzt; Adressen von Gesundheitszentren zum Beispiel der Gesellschaft der Mayr-Ärzte finden Sie auf Seite 91.

▶ Für Ihre Kur zu Hause orientieren Sie sich bitte auf Seite 70: »Die 8-Tage-Kur im Überblick«; vielleicht studieren Sie diese Übersicht schon jetzt, um sich vorzubereiten.

## Bitte beachten Sie

Weil der Darm durch die erforderlichen und wichtigen Reinigungsmaßnahmen (Bittersalztrunk, Einläufe) zu häufigen Entleerungen angeregt wird, können lebenswichtige Stoffe (Elektrolyte) verlorengehen. Deshalb sollten Sie sich in der Apotheke ein Kombinationspräparat von Mineralstoffen besorgen, das neben Vitaminen und Spurenelementen insbesondere Kalium enthält. (Die Zusammenhänge werden auf Seite 48 erklärt.)
Auch die Wirkung von Medikamenten kann sich verändern. Ziehen Sie im Zweifelsfall bitte Ihren Arzt zu Rate und beachten Sie weitere Hinweise im Text sorgfältig.

■ Das Prinzip, nach dem Entschlackungskuren durchgeführt werden:
● Erst die Schonung,
● dann die Reinigung, schließlich
● die Belastung des Verdauungsapparates.
Diese Schwerpunkte stelle ich Ihnen nacheinander vor.

**Schwerpunkte der Kur**

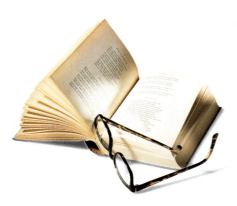

# Der erste Schritt: Schonung

Schonung umfaßt nicht nur den Darm, sondern den ganzen Menschen. Jeder bedrückenden Situation, jeder geringfügigen »Unpäßlichkeit« geht eine körperliche und seelische Überlastung voraus (Streß). Das einzige grundlegende Mittel dagegen ist Ruhe, wenn möglich die Bettruhe!

**Oberstes Gebot: Ruhe**

Nicht nur der Mensch muß sich ausruhen. Als besonders wichtiges Organ ist auch der Darm von der allgemeinen Erschöpfung betroffen; in sehr vielen Fällen ist er sogar selbst der Auslöser der Müdigkeit. Das Prinzip Ruhe ist daher oberstes Gebot bei Ihrer Kur. Das bedeutet:
- keine körperlichen Anstrengungen,
- ohne Hast spazierengehen, »schlendern«,
- nach Bedarf, Lust und Laune Bettruhe halten,
- mal so richtig abschalten und ausspannen.

**Abschalten, ausspannen, erholen**

Mit der Ruhe des ganzen Menschen bekommt auch der Darm endlich die ihm zustehenden Pausen, und die Darmreinigung erfüllt ihren Sinn.

## Fasten

Für eine durch Überforderung des Verdauungsapparats verursachte Darmstörung ist die konsequente Ruhigstellung des Darms die einzig richtige natürliche Behandlung.
Falls Sie das erste Mal fasten, kann Ihnen das Buch »Wie neugeboren durch Fasten« (Seite 92) eine Hilfe sein.

**Den Darm ruhigstellen**

## Fasten mit Kräutertee

Meine Patienten lasse ich das Kräutertee-Fasten durchführen. Ich empfehle auch Ihnen, innerhalb Ihrer Kur einige Fastentage einzulegen – Sie müssen entscheiden nach Ihrem Befinden (»Die 8-Tage-Kur im Überblick«, Seite 70).

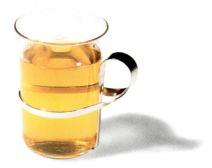

## Der erste Schritt: Schonung

**Fasten mit Kräutertee**

▶ So wird's gemacht:
- In den Tag starten Sie mit einem Bittersalztrunk (Seite 42).
- Den – schwach aufgebrühten – Tee nehmen Sie teelöffelweise, langsam zu sich. Das heißt: Speicheln Sie ihn vor dem Schlucken gut ein.
- Süßen Sie Ihren Tee mit täglich mindestens einem Teelöffel (höchstens drei Teelöffeln) Honig.
- Bei jeder »Mahlzeit« sollten Sie zwei bis drei Tassen Tee zu sich nehmen.

Magen und Darm ruhen sich während des Teefastens aus, nur die Leber bekommt Arbeit: Sie entgiftet das mit Schadstoffen aus dem Darm angereicherte Blut. Auch aus dem Fett- und Bindegewebe lösen sich Stoffwechselrückstände. Diese Substanzen werden über den Darm, die Nieren, Lunge und Haut ausgeschieden. Eine belegte Zunge, schlechter Mundgeruch und riechende Hautausdünstungen sollten Sie deshalb nicht erschrecken!

**Zeichen der Entgiftung**

### Eine Auswahl an Teesorten

**Frühstück**
Brombeerblätter: wirken beruhigend auf die Schleimhäute und blutreinigend,
Lindenblüten: steigern die Abwehrkraft.
**Mittagessen**
Eisenkraut: beruhigt die Nerven.
**Abendessen**
Fenchel: entbläht und beruhigt.
Melisse: beruhigt.
(Die Tees bekommen Sie in der Apotheke.)

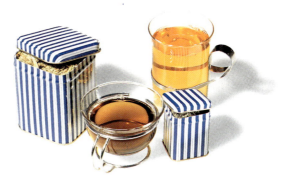

**PRAXIS**

# Die Milch-Semmel-Diät

37

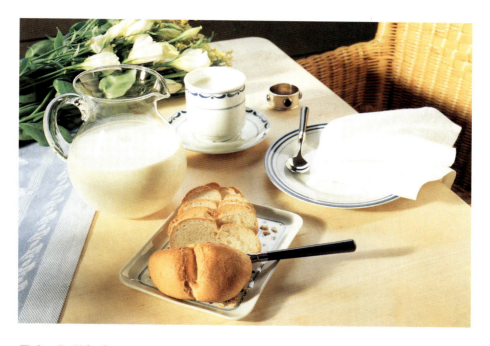

## Die Milch-Semmel-Diät

**Nicht bei Allergien**

Welche Schondiät bietet sich außer dem Fasten an?
Die Milch-Semmel-Diät, von Dr. F. X. Mayr speziell für seine Darmreinigungskur entwickelt, empfehle ich nur dann, wenn keine Milch- oder Weizenallergie vorliegt. (Eine Mayr-Kur, die weit mehr umfaßt als diese Diät, darf nur unter ärztlicher Leitung durchgeführt werden; »Adressen, die weiterhelfen« und »Bücher, die weiterhelfen«, Seite 91 und 92.)

Für die Milch-Semmel-Diät brauchen Sie:
● Gute Rohmilch, am besten frisch von einem Bauernhof mit kontrolliert biologischem Anbau. Die Milch sollte nicht erhitzt und nicht stark gekühlt worden sein; am besten ist es, sie im Wasserbad (mundwarm) zu erwärmen.
● Weißmehlbrötchen (Semmeln), drei bis vier Tage alt. Sie stellen an die Verdauungsleistung die geringsten Anforderungen; altbacken müssen sie sein, weil frische Semmeln mit ihrer Resthefe den Darm belasten.

**Die Milch-Semmel-Diät können Sie »genießen« wie ein Festessen.**

# Der erste Schritt: Schonung

▶ So führen Sie diese Diät durch:

- Zum Frühstück und zum Mittagessen schneiden Sie die Semmeln (Brötchen) in Scheiben, nehmen jeweils einen kleinen Bissen und kauen ihn mindestens 30mal!
- Dann schlürfen Sie einen Teelöffel Milch, den Sie im Mund gut mit dem Brei vermischen, bevor Sie ihn hinunterschlucken.
- »Geübte« benötigen für den Verzehr einer Semmel bis zu einer Stunde! Meinen Sie, schon früher satt zu sein, dürfen Sie aufhören zu essen.
- Wer die strenge Kauvorschrift strikt einhält, fühlt sich für mindestens vier Stunden gut gesättigt, so unglaublich das auch klingen mag.

**Gut kauen!**

- Am Abend gibt es Kräutertee mit Honig und etwas Zitrone.
- Vormittags und nachmittags müssen Sie reichlich trinken.

**Reichlich trinken**

## Wann und wieviel soll man trinken?

Zu den Mahlzeiten sollten Sie niemals trinken, sondern nur dazwischen – bis zu einer halben Stunde vor und zwei Stunden nach dem Essen. In Frage kommen schwach aufgebrühte Heilkräutertees (Seite 36) sowie gutes Trink- oder »stilles« (kohlensäurearmes) Wasser, am besten zimmerwarm.

- Wer unter 50 kg wiegt, sollte eine tägliche Trinkmenge von 2 Liter veranschlagen.
- Wer bis 90 kg auf die Waage bringt, braucht etwa 3 Liter.
- Wer schwerer ist, benötigt 4 Liter.

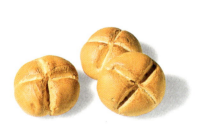
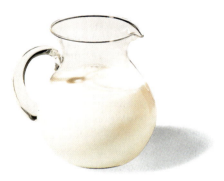

**PRAXIS**

## Diät-Variationen

39

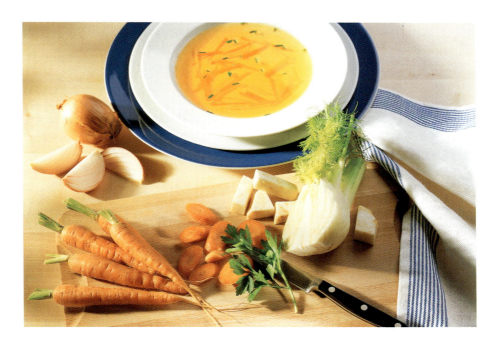

## Diät-Variationen

**Für Allergiker**

Immer mehr Menschen leiden unter Nahrungsmittelallergien; in Europa und Amerika stehen Milch und Milchprodukte an der Spitze der allergieauslösenden Nahrungsmittel, Weizen folgt an zweiter Stelle.
Wenn Sie an einer Allergie gegen Milch, Milchprodukte und Weizen leiden oder begründeten Verdacht haben, allergisch darauf zu reagieren, empfehle ich folgende Kostform:

- Haferschleim: einen dünnen Brei aus Haferschmelzflocken und Wasser, eine Viertelstunde köcheln lassen, durchsieben, etwas salzen.
- Kräutertee oder schwachen Malzkaffee, mit etwas Sahne.
- Nach Belieben einige Fastentage mit Kräutertee; täglich mindestens einen Teelöffel Honig, verteilt auf die Teeportionen.
- Gemüsebrühe – sie bewährt sich auch als Übergang zur allergenarmen Basenkost (Seite 40 und 76) nach der Kur.

**Wählen Sie für Ihre Gemüse-Brühe jeden Tag ein anderes Gemüse.**

# Der erste Schritt: Schonung

## *Rezept für eine Gemüsebrühe*

- Als Zutaten eignen sich Karotten, Fenchel, Zucchini, Sellerie, Petersilienwurzeln, Blumenkohl, Brokkoli und Kartoffeln.

*So wird's gemacht*
- Gut abgebürstet beziehungsweise gewaschen und in kleine Stücke zerteilt, werden 500 bis 700 Gramm Gemüse und Kartoffeln in drei Liter Wasser 20 Minuten leicht gekocht (das Wasser soll nicht sprudeln!), dann durch ein Sieb gegossen und nur leicht mit Meersalz gewürzt.
- Diese Brühe wird über den Tag verteilt nach Bedarf »gegessen«.

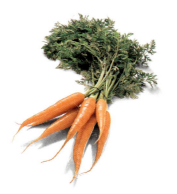

## Die Basenkost – auch für Allergiker

Heilfasten und Milch-Semmel-Diät waren bisher die gebräuchlichsten Kuren, die zur Reinigung und Entschlackung eingesetzt wurden. Sie führen zwar ebenfalls zum besseren Allgemeinbefinden und zur Gewichtsabnahme. Aber sie haben auch ihre Grenzen, vor allem bei geschwächten Menschen. Zunächst für sie habe ich eine dritte Diätform entwickelt – die allergenarme Basenkost –, die den Körper schonend entschlackt und nicht so anstrengend ist wie das Fasten.

**Entschlackt schonend**

■ Diese Kost ist, wie gesagt, auch geeignet für Menschen, die überempfindlich auf Milch und Getreide reagieren, und für alle, die zu Hause kuren möchten. Um ihre Wirkung zu steigern, können, je nach Verfassung und Bedarf, immer wieder einige Fastentage eingeschoben werden. Auch zur Schonung des Darms, unabhängig davon, ob eine Kur gemacht wurde oder nicht, eignet sich die allergenarme Basenkost auf hervorragende Weise. Diese Kostform stelle ich Ihnen auf Seite 76 ausführlich vor.

**Für die Kur zu Hause**

# Der zweite Schritt: Reinigung

Die Reinigung des Darms ist seit jeher ein zentraler Punkt der Darmbehandlung. Es gibt verschiedene Methoden:

**Der Darm wird gereinigt**
- Trinkkuren,
- Abführmittel,
- Einläufe und Klistiere,
- Durchspülungen des Dickdarms.

Aber alle diese Maßnahmen haben einen Nachteil: Sie reinigen den Darm nur passiv!

**Der Darm reinigt sich selbst**

■ Eine aktive Selbstreinigung ist jedoch nur möglich, wenn der Darm wieder in die Lage versetzt wird, sich aktiv von Ablagerungen zu befreien (Bauchselbstmassage, Seite 49 und 52), und wenn gleichzeitig eine überlegte Änderung der Lebens- und Ernährungsweise erfolgt. Sonst stellt sich früher oder später der alte Zustand wieder ein. Er verschlimmert sich sogar dramatisch, wenn auf die ständige Einnahme von Abführmitteln nicht verzichtet wird.

Über die Hälfte aller Frauen und sehr viele Männer nehmen diese Mittel regelmäßig ein; die Dunkelziffer ist hoch.

## Ein Wort zu Abführmitteln

Sie reizen auf chemischem Weg die zarte Darmschleimhaut und regen die Eigenbewegung des Darms an. Diese künstliche Reizung zerstört auf Dauer die natürliche Sensibilität der Darmschleimhaut und die Fähigkeit zur Verdauung. Der Darm ist dann vergleichbar einem müden Pferd, das, immer wieder mit der Peitsche angetrieben, den Wagen vor lauter Schmerzen zwar weiterzieht, aber schließlich an das Ende seiner Kraft gelangt. Ein Pferd braucht Ruhe und Pflege, um arbeiten zu können – ebenso der Darm.

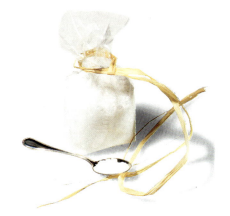

# Der zweite Schritt: Reinigung

## Der Bittersalztrunk

**Abführende Salze**

Wichtiger Bestandteil der Darmreinigung ist die Verwendung abführender salinischer (salzhaltiger) Quellen. In Karlsbad hat Dr. Mayr seine Patienten zunächst das Wasser der Karlsquelle trinken lassen – so viel, wie sie Lust hatten. Das hauptsächlich wirkende Salz dieser Quelle ist das Magnesiumsulfat, wegen seines Geschmacks auch »Bittersalz« genannt. Ihren Bittersalztrunk können Sie sich selbst herstellen.

### So bereiten Sie den Bittersalztrunk

- Kaufen Sie in der Apotheke 200 g kristallines (nicht das pulverisierte) Magnesiumsulfat (Bittersalz).
- Besorgen Sie sich ein Trinkgefäß, das mindestens 250 ml faßt (0,25 l), am besten ein Glas mit entsprechender Markierung.
- Geben Sie einen gestrichenen Teelöffel Bittersalz hinein, füllen Sie bis 250 ml mit trinkwarmem Wasser auf, gut umrühren. Sie können auch am Abend vorher das Salz mit wenig Wasser ansetzen und am Morgen das Glas mit lauwarmem Wasser auffüllen; so lösen sich die Bittersalzmoleküle vollständig, was die Wirkung verbessert.

### So nehmen Sie den Bittersalztrunk ein

- Trinken Sie morgens nüchtern die Lösung zügig aus, wobei Sie nur ein- oder zweimal absetzen sollten.
Sinn der Übung: Der Magen wird dabei rasch gefüllt und auch rasch entleert. Dadurch wird der Bahnungsreflex kräftig angeregt, so daß die Entleerung in der Regel innerhalb von einer halben Stunde nach der Bittersalzeinnahme erfolgt.
- Danach sollten Sie sich bewegen – beispielsweise durch kräftiges Bürsten des Körpers bei der Morgendusche.

▶ Wenn Sie sich mit dem Geschmack des Bittersalztrunks nicht so recht anfreunden können, geben Sie einige Spritzer Zitrone hinzu.
Sollte die Abneigung allerdings tatsächlich unüberwindlich sein, nehmen Sie F.X.-Passage Salz (Sie bekommen es in der Apotheke), das ein Mayr-Arzt-Kollege entwickelt hat. Es enthält einige geschmacksverbessernde Zusätze, so daß man es sehr gut trinken kann.

**Ein Salz, das besser schmeckt**

- Aber: Statt einem Teelöffel müssen Sie zwei gestrichene Teelöffel verwenden, denn das Passage-Salz enthält nur halb so viel Magnesiumsulfat wie das Bittersalz.

PRAXIS

Der Bittersalztrunk

43

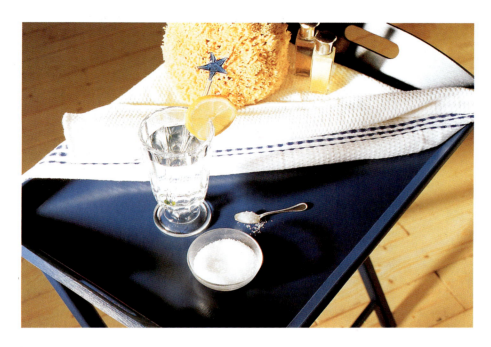

**Hilfe bei Brechreiz**

▶ Einem eventuellen Brechreiz können Sie leicht abhelfen, wenn Sie sich unmittelbar nach dem Trinken auf die rechte Seite legen (hier befindet sich der Magenausgang). In Seitenlage fließt die Lösung schneller in den Dünndarm ab, und Sie bleiben von dem unangenehmen »Würgen« verschont.

## Wie wirkt das Bittersalz?

Raffiniert mit einem 2-Phasen-Trick: Die Darmwand nimmt aus der Magnesiumsulfatverbindung einen Teil des Magnesiums auf, während der Sulfatanteil im Darmrohr Wasser an sich bindet, das als »Spülwasser« Ablagerungen und Verkrustungen löst und ausschwemmt. So erfolgt täglich – während der gesamten Kur! – eine Durchspülung des ganzen Verdauungstrakts, gewissermaßen ein »Einlauf von oben«. Wie von einer Flutwelle wird der Kot gleichsam hinausgespült.

Am Anfang ist die Wirkung besonders stark. Es entleeren sich dünnflüssige Massen stinkenden Darminhalts, von unangenehm riechenden Blähungen begleitet. Allgemein

**Bittersalztrunk – mit Zitrone verbessern Sie den Geschmack.**

## Der zweite Schritt: Reinigung

wird dies auf die abführende Wirkung des Bittersalzes zurückgeführt. Das stimmt aber nicht. Vielmehr werden am Anfang der Kur die alten, seit langem an der Darmwand klebenden Speise- und Kotreste losgelöst.

Nach einigen Tagen bessert sich der Zustand: Die dünnflüssigen Stühle und die Blähungen werden weniger, der Geruch schwächer.

Bei einer längeren Einnahme von Bittersalz, also bei einer ärztlich geführten Kur, geht in der dritten bis vierten Woche die passive Phase der Reinigung in die aktive Phase über. Zu dieser Zeit hat sich die Peristaltik (Darmbewegung) wieder gekräftigt und ist jetzt imstande, mit ihrer neu gewonnenen Muskelkraft noch ältere Reste, die hartnäckig zwischen den Zotten, den Ausstülpungen in der Darmwand, hafteten, »herauszukatapultieren«. Dann setzt – wie auf Kommando – durch den besonders reizhaltigen, sehr alten Darminhalt in einer einzigen großen Anstrengung oft ein dramatischer »Kehraus« ein, der aber nur einige Stunden anhält. Wenn der Darm sich dann seines alten Schmutzes entledigt hat, fühlt man sich wohl wie nie zuvor!

*Wirkung*

*Bei längerer Einnahme*

## Einläufe

Der Einlauf, die Spülung des Dickdarms mit warmem Wasser, ist eines der ältesten Naturheilmittel. Zusätzlich zum täglichen Bittersalztrunk verabreichte Einläufe beschleunigen den Reinigungsvorgang erheblich. Diese Tatsache ist auch für alle wichtig, die sich für eine kürzere Kur entschieden haben. Sie kommen in der verhältnismäßig kurzen Zeit schneller zum Ziel.

▶ Vor jedem Einlauf sollten Sie eine 10 bis 15 Minuten dauernde Bauchselbstmassage (Seite 52) vornehmen. Sie verstärkt die Wirkung eines Einlaufs erheblich. Die Spülung wird dadurch unter Umständen erst richtig wirksam, während sie ohne die Massage nur von minimalem Erfolg gekrönt wäre. Mit einer Bauchselbstmassage können Sie sich oft einen zweiten Einlauf ersparen.

*Bewährtes Naturheilmittel*

*Vorher: Bauchselbstmassage*

### Der normale Einlauf

Für einen normalen Einlauf genügt ein Klysopomp (Apotheke), ein Darmschlauch, in den in der Mitte ein Pumpballon integriert ist. Aus dem einen Schlauchteil wird die Luft gepumpt; um den Pump-

## PRAXIS
## Einläufe
### 45

**Einfache Handhabung**

ballon zu füllen, wird es in das mit warmem Wasser gefüllte Waschbecken getaucht. Das andere Schlauchende wird mit Vaseline oder einer einfachen Mehrzweckcreme eingerieben und in den After eingeführt (legen Sie Papiertücher bereit zum Abwischen des Schlauchs). Während man den Einlauf macht, kniet man am besten auf dem Boden und pumpt das Wasser in den Darm, bis ein Völlegefühl entsteht und der Entleerungsdruck einsetzt.

**Einlauf wiederholen**

Die Prozedur sollte wiederholt werden; das verbessert das Ergebnis. (Eine genaue Beschreibung der Handhabung liegt dem Gerät bei.)

## Der hohe Einlauf

»Hoher« Einlauf heißt er, weil nicht nur der Mastdarm, sondern der gesamte Dickdarm durchgespült wird. Ich rate auch Ihnen zu dieser wirkungsvollen Form der Darmspülung, die Sie im Liegen durchführen. Beim Kauf von Irrigator und Darmschlauch (Apotheke) achten Sie bitte darauf, daß das Darmrohr (Durchmesser 8 mm)

**Beim Kauf beachten**

auf den Hahn des Irrigatorbechers gesteckt werden kann! In der Apotheke bekommen Sie auch Natron (ein Teelöffel macht das Wasser weicher), Kamillentinktur (einige Tropfen in der Flüssigkeit beruhigen einen gereizten Darm) und Zellstofftücher.

▶ So wird der hohe Einlauf gemacht:
● Das Bett oder eine Liegestatt im Bad mit einer Kunststoffolie und Zellstofftüchern bedecken. Den Irrigator (Hahn vorher schließen!) mit einem dreiviertel Liter warmem Wasser füllen, 1 Teelöffel Natron oder 5 bis 8 Tropfen Kamillentinktur zufügen. Das Darmrohr an das Gefäß anschließen, den Hahn öffnen und etwas Wasser in eine Schüssel abfließen lassen (entfernt die Luft aus dem Schlauch). Den Hahn schließen. Das Ende des Schlauchs zur Hälfte mit Vaseline oder Creme einfetten. Das Gefäß hoch an einen Haken hängen.
● Legen Sie sich auf die linke Seite (hier verläuft der absteigende Dickdarm) und führen Sie den Schlauch in den After ein, dabei leicht – wie beim Stuhlgang – dagegen pressen. Wenn Sie einen leichten Stopp spüren (Beginn des Kotreservoirs), öffnen Sie den Hahn des Irrigators und lassen das Wasser einfließen. Dabei ruhig und entspannt atmen.

**Nehmen Sie sich Zeit**

**Entspannt atmen**

## Der zweite Schritt: Reinigung

### Der zweite hohe Einlauf

**Ist oft nötig**

Meist gelingt es bei dem ersten hohen Einlauf nicht, das ganze Wasser in den Darm fließen zu lassen, weil der Entleerungsdruck zu stark wird, da das Kotreservoir noch gefüllt ist. Wenn der Druck sehr intensiv wird, ist es besser, den Darm zu entleeren. Besteht nach der Entleerung kein Stuhldrang mehr, kann der zweite Einlauf unmittelbar angeschlossen werden. Diesmal geht es schon viel besser! Das Wasser fließt nun einfach und ohne großen Widerstand ein. Tiefe Atemzüge helfen, daß es sich mühelos bis in den absteigenden Dickdarm verteilt. Verstärkt sich auch diesmal das Druckgefühl, ist noch immer reichlich Kot im Darm vorhanden.

**Bleiben Sie geduldig**

▶ Wenn möglich, sollten Sie beim zweiten Einlauf nicht abbrechen, sondern nur den Hahn vorübergehend schließen, tief durchatmen und warten, bis sich das Druckgefühl verringert und aufhört. Danach öffnen Sie den Hahn wieder und lassen langsam das restliche Wasser einlaufen. Nach dem Schließen des Hahns ziehen Sie das Darmrohr vorsichtig heraus.

● Bleiben Sie noch zwei Minuten auf der linken Seite liegen. Danach drehen Sie sich für zwei Minuten auf den Rücken und schließlich für zwei Minuten auf die rechte Seite.

**Die Lage wechseln**

● Während Sie auf dem Rücken liegen, können Sie eine leichte Bauchselbstmassage machen (Seite 52 und 59).
● Nach diesen sechs Minuten (nie länger warten) sollten Sie die Toilette aufsuchen.

Das Wasser fließt bei den Lageveränderungen nach dem Einlauf zuerst in den absteigenden Dickdarm (beim Liegen auf der linken Seite), dann in den Querdarm (beim Liegen auf dem Rücken) und zuletzt in den aufsteigenden Dickdarm (beim Liegen auf der rechten Seite); das können Sie auf der Grafik Seite 10 nachvollziehen.
In der Regel wird bei den ersten Einläufen das Wasser nicht bis zum Beginn des aufsteigenden Dickdarms gelangen können, weil es (noch) zu viele Passagehindernisse gibt, die es auszuräumen gilt.
Nach einigen weiteren Einläufen gelingt das aber schon besser. Dann hat das Bittersalz von oben freie Bahn, und die Darmreinigung von innen findet ungehindert statt.

**Sinn des Lagewechsels**

**Einlauf wiederholen**

# Einläufe

## Wichtiges über die Entleerungen

Es ist klar, daß beim ersten Stuhlgang nach dem Einlauf zuerst das Wasser mit dem Kot aus dem Mastdarm herausfließt, der Schwerkraft folgend auch ohne zusätzliches Pressen. Während sich eine Weile nichts mehr tut, setzt plötzlich wieder Stuhldrang ein, und man wundert sich, wieviel noch entleert wird.
Beim Einlauf am dritten Tag passiert es sogar häufig, daß noch ein weiteres Mal Stuhlgang fällig ist, wobei dann oft eine säuerlich und ätzend riechende Entleerung erfolgt.

**Fließband Darm**

■ Hier zeigt sich sehr deutlich, daß unser Fließband Darm nach Programm abläuft, wie ich es Ihnen auf Seite 21 bereits erläutert habe:
● Erste Entleerung: Der Stuhl wird infolge des Drucks von Wasser und Kot auf die Darmwand rasch hinausbefördert.
● Zweite Entleerung: Der zweite Schub Kot aus dem Querdarm setzt sich in Bewegung. Da der Darm afterwärts leer ist, gibt er das Signal »freie Bahn«.
● Dritte Entleerung: Wenn am dritten Tag das Wasser des Einlaufs bis in den aufsteigenden Dickdarm gelangt, kann jetzt auch der Stuhl aus diesem Darmabschnitt ohne Behinderung ausgeschieden werden. Da nach diesen drei Tagen die gesamte Dickdarmpassage frei geworden ist, spült die Bittersalzlösung von jetzt an vorschriftsmäßig das gesamte Darmrohr von oben bis unten aus.

▶ Wenn Sie sich von Anfang an, zusätzlich zum Bittersalztrunk, die hohen Einläufe machen, kommt es nicht zu Verzögerungen der Stuhlentleerung während der ersten Tage. Bitte beachten Sie dazu aber unbedingt die Erläuterungen auf Seite 48.

**Wichtig**

Nach einer gründlichen Darmreinigungskur und bei richtiger Ernährung sollten Einläufe nicht mehr nötig sein.

# Der zweite Schritt: Reinigung

## Bitte beachten Sie

Bei älteren oder geschwächten Menschen mit sehr erschöpften Därmen kann nach den ersten Tagen das Bittersalz sehr rasch durch das Darmrohr rinnen. Das passiert vor allem beim Fasten und bei sehr schlaffem Dickdarm, wenn gleichzeitig viel alter und ätzender Kot während der ersten Kurwoche ausgeschieden wird. Dann will der Darm den »giftigen« Kot rasch loswerden (wie bei Durchfällen nach zu viel unreifem Obst), und es kommt zu häufigen Entleerungen, bis zu zehn pro Tag und mehr! Das kann höchst gefährlich werden, weil mit diesem dünnflüssigen Stuhl neben vielen Spurenelementen insbesondere Kalium ausgeschieden wird. Im Rahmen des Säuren-Basen-Haushalts ist Kalium für alle Zellen, speziell für die Herzzellen, von zentraler Bedeutung.

In diesen Fällen empfehle ich, den Bittertrunk für einen Tag auszusetzen und am zweiten Tag die halbe Konzentration (1/2 Teelöffel) Bittersalz zu trinken.

Wenn die Entleerungen wieder auf drei bis vier kleinere Portionen am Tag zurückgegangen sind, sollten Sie wieder die ursprüngliche Bittersalzmenge einnehmen.

So habe ich es auch meinen Patienten stets verordnet; auf diese Weise ist es niemals zu Komplikationen durch Kaliummangel gekommen.

**Vitamine und Mineralien zuführen!** Um sicherzugehen und um einem bedrohenden Zustand vorzubeugen, sollte ein Kombinationspräparat, das Vitamine und Mineralien, unter anderem Kalium enthält, während der Kur eingenommen werden.

# Der dritte Schritt: Belastung

Alles, womit ich Sie in diesem Kapitel bekannt mache, sollen Sie auch nach der Kur beherzigen und anwenden. Die wichtigsten Maßnahmen der Belastung des Verdauungsapparats sind:
- Bauchatmung,
- Bauchselbstmassage,
- Änderung der Ernährungsweise und Schulung der Kaumuskulatur durch gutes Kauen.

Mit dieser Umstellung in Ihrem Alltag und dem neuen Verständnis für Abläufe in Ihrem Körper werden Sie sich auf Dauer wohl fühlen. Insbesondere für die Massagen sollten Sie sich jeden Tag Zeit nehmen.

*Auch nach der Kur*

## Über Bauchmassage und Bauchatmung

Dr. Mayr hat als erster Arzt versucht, den Bauch des Patienten zu massieren. Er nannte dies (wie bereits erwähnt) »Darmtraining«. Diese Behandlung hat er auch zeitlebens an sich selbst praktiziert. Daraus ist zu entnehmen, daß der Darm auch unserer lebenslangen Aufmerksamkeit bedarf, und nicht nur während einer Kurbehandlung. Dr. Mayr lehnte es allerdings ab, sein Darmtraining zu beschreiben. In seinen Schriften finden sich jedoch an vielen Stellen einfache Hinweise darauf. Ich ging ihnen nach und unternahm die ersten Versuche an mir selbst während eines Urlaubs – als ich Zeit hatte. Noch heute, nach über dreißig Jahren, ist mir deutlich bewußt, was für erstaunliche Entdeckungen ich dabei machte und wie erfrischt ich mich nach dem Massieren fühlte.

Doch erst viele Jahre später, als ich die physiologischen Mechanismen der Darmbewegungen besser durchschaut hatte, habe ich meine Patienten während der stationären Darmreinigungskuren in die einfache Selbstmassage eingeführt. Bei der Wiederholung der Kuren konnte ich mich davon überzeugen, daß diese Patienten in ihrer Heilung größere Fortschritte gemacht hatten als Kranke, die sich nicht massierten.

*Darmtraining*

*Zeitlebens durchführen*

*Massage unterstützt die Heilung*

## Der dritte Schritt: Belastung

Es ist also richtig und wichtig, die Kurenden anzulernen, sich selbst zu massieren. Damit Sie die Wirkung der Massage besser verstehen, muß ich allerdings etwas ausholen.

### Kleine Einführung

**Atem und Zwerchfell**

**Darmtraining**

Der menschliche Körper besteht aus Kopf, Rumpf, Gliedmaßen. Außer dem Gehirn und den Sinnesorganen befinden sich alle lebenswichtigen Organe im Rumpf, der durch das Zwerchfell in den Brust- und den Bauchraum unterteilt wird. Diese Zweiteilung ermöglicht es dem Zwerchfell, mit seinen dem Atem folgenden Bewegungen rhythmische Kreisläufe zwischen diesen Bereichen in Gang zu setzen. Wie reagiert der Darm darauf? Wir wissen, daß er nach allen Richtungen beweglich ist, daß seine Wand aus längs, rund und quer verlaufenden Muskelfasern besteht. Dieses »Muskelrohr« wird durch die Bewegungen des Zwerchfells trainiert. Der Impuls zur Tätigkeit der Darmmuskeln geht vom Druck des Darminhalts auf die Darmwand aus, ein spezielles Nervengeflecht erteilt den Muskeln den Befehl, sich zusammenzuziehen. Beim gesunden Darm genügt schon ein winziger Befehl – ein Impuls –, um die Bewegungen (Peristaltik) in Gang zu bringen, zum Beispiel durch kleinste Speisemengen. Wenn die Schleimhaut jedoch wegen Überbeanspruchung nicht voll reaktionsfähig ist, reicht ein so minimaler Druck nicht mehr aus.

**Impuls für die Peristaltik**

Was tut der Mensch dann? Er greift entweder zu chemischen Abführmitteln, oder er versucht es mit Leinsamen, der im Darm weiter aufquillt, auf die Wand drückt und die Peristaltik anregt. Oder er probiert ein anderes beliebtes Mittel, die Darmbewegung anzuregen: Er ißt Rohkost. Damit schadet er dem Darm mehr, als er ihm nützt.

**»Hilfen«, die keine sind**

### Über Rohkost und ihre Wirkung

Rohes Obst und rohes Gemüse werden zur Säurepeitsche – insbesondere süßsaures Obst: Bei den im Darm herrschenden Temperaturen von 37 Grad gehen sie in Gärung über und produzieren dabei eine Reihe schädlicher Substanzen, zum Beispiel Fuselalkohole. Die im Darm entstehenden Säuren lagern sich besonders hartnäckig in den bindegewebshaltigen Fasern ein, was sich gerade in der Haut augenfällig bemerkbar macht; sie wirkt erschlafft und faltig, weil die Fuselalkohole ins Blut übergegangen und im Bindegewebe deponiert worden sind.

# Über Bauchmassage und Bauchatmung

**PRAXIS 51**

## Das Zwerchfell massiert den Darm

Nicht nur der Druck von innen wirkt über die Darmschleimhaut auf das Nervengeflecht ein, sondern auch der Druck von außen durch das Zwerchfell. Bei jedem Atemzug drückt es sanft auf die Bauchhöhle und regt die Bauchorgane durch eine kontinuierliche leichte Massage der Blutgefäß- und Lymphbahnwände zur Tätigkeit an.

■ Wir besitzen also im Zwerchfell einen unermüdlichen Masseur, der im Rhythmus der Atmung Stunde um Stunde die Darmtätigkeit anregt. Wenn sich die Bauchwand beim Atmen sichtbar hebt und senkt, wird durch diese »Druckmassagen« auch die Peristaltik angeregt. Eine gute Bauchatmung ist das erste und das beste Darmtraining. Vor der Bauchselbstmassage sollten Sie also erst die Bauchatmung erlernen (Seite 52).

*Sanfte »Druckmassage«*

## So wirkt eine Bauchmassage

● Die Blutstauung vermindert sich.
● Der Abtransport des mit Stoffwechselprodukten gesättigten Bluts und der Lymphe wird gefördert.
● Der Dünndarm verbessert seinen Spannungszustand (Tonus) und wird sicht- und tastbar, der Tonus meßbar.
● Leber und Gallenblase, die vor der Massage auf Druck schmerzhaft reagierten, werden schmerzfrei und weicher.
● Mit dem meßbar besseren Tonus des Darms verbessert sich der Tonus der Haut, im Gesicht schon während der Massage sichtbar: Die Haut wird rosig und warm. Von Massage zu Massage blassen die braunen Schattenränder unter den Augen ab.
● Auch das Herz verbessert seinen Tonus. Die Herztöne gewinnen wieder den natürlichen klangvollen Ton (anstelle des unscharfen, schleppenden Geräuschs, das den hohen Erschöpfungsgrad des Herzmuskels offenbart).
● Herzgeräusche, die häufig durch Tonusschwäche der Herzklappen ausgelöst werden, verschwinden.
● Die Wirkung dieser Massage hält lange an – mindestens sieben Stunden bis vier Tage. Meine Patienten fühlten sich danach fit, obwohl sie sich zuvor nur so dahingeschleppt hatten. Deshalb empfehle ich auch Ihnen, sich eine Bauchmassage häufiger als einmal am Tag zu gönnen. Bevor ich Sie

*Positive Wirkungen*

*Wohlbefinden*

## Der dritte Schritt: Belastung

jedoch in die Technik einweise (rechte Spalte), erkläre ich Ihnen die richtige Bauchatmung.

### Die Bauchatmung – Atemübung

Durch die Atmung gesteuert, übt das sich hebende und sich senkende Zwerchfell einen rhythmischen Druck auf den Darm aus (Seite 51). Weil wir aber seit unserer Kindheit vergessen haben, wie wir »mit dem Bauch atmen«, sollten Sie es jetzt wieder üben, um die Wirkung Ihrer Bauchmassage zu intensivieren:

*Wieder atmen lernen*

▶ Legen Sie sich auf den Rücken. Stützen Sie den Nacken mit einem kleinen Kissen, um Wirbelsäule und Brustkorb zu entspannen. Ziehen Sie die Beine leicht an, oder legen Sie sich ein zusammengerolltes Handtuch unter die Knie. Legen Sie die Hände in Nabelhöhe flach auf den Bauch und konzentrieren Sie sich auf das Atmen. Das zwischen Lunge und Bauchraum liegende Zwerchfell führt bei jedem Ausatmen eine Bewegung nach oben zur Brust hin aus, wobei der Bauch einsinkt. Beim Einatmen geht die Bewegung nach unten zum Bauch hin, und der ganze Leib dehnt sich nach allen Seiten hin aus. Atmen Sie durch die Nase aus, und warten Sie dann auf den Impuls zum Einatmen. Atmen Sie durch die Nase wieder kräftig ein. Machen Sie 20 Atemzüge auf diese Weise.

*Ruhig atmen*

● Wiederholen Sie die Übung zwei- bis dreimal täglich; machen Sie sie immer vor der Bauchselbstmassage. Achten Sie auch im Verlauf des Tages auf Ihre Atmung!

*Auf die Atmung achten*

### Die Bauchselbstmassage

So konkret wie die Bauchatmung läßt sich die Selbstmassage des Bauchs nicht beschreiben. Hier ist Ihr Einfühlungsvermögen gefordert. Schauen Sie sich die Grafiken mit den Schritt-für-Schritt-Anleitungen genau an (Seite 59), beginnen Sie danach mit den ersten Übungsversuchen, die Sie sanft durchführen sollten.

*Sanft massieren*

▶ Machen Sie die Bauchmassage morgens nach dem Aufwachen und abends vor dem Einschlafen im Bett. Sie können sie auch dreimal am Tag machen, bei der Mittagsruhe oder während Sie ein warmes Bad nehmen.

*Regelmäßig massieren*

## Die Bauchselbstmassage

**In Ruhe und mit Zeit**

▶ Nehmen Sie sich für die Massage am Anfang mindestens 15, höchstens 30 Minuten Zeit. Da die einzelnen Massageschritte nur wenige Minuten beanspruchen, hilft zur Zeitkontrolle eine altmodische Eieruhr, in der Sand durchrieselt – Sie entwickeln so ein gutes Zeitgefühl.

Dank Ihres inzwischen erworbenen Wissens werden Sie den Sinn der Anweisungen schnell »erfühlen« und Massieren durch Massieren lernen – genauso wie man Gehen durch Gehen lernt! Wenn Sie sich an die wichtigste Vorschrift halten, nämlich den

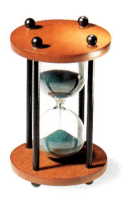

Bauch immer sanft mit leichtem Druck zu behandeln – so, wie Sie das empfindliche Köpfchen eines Neugeborenen streicheln –, können Sie nichts falsch machen. Denn schon das leichteste Streicheln des Bauchs ist eine Massage!

**Mit sanftem Druck**

● Massieren Sie niemals eine schmerzende Stelle, sondern nur die schmerzfreie Umgebung. Meist verschwindet dann der Schmerz. Bei einem Dauerschmerz müssen Sie Ihren Arzt aufsuchen.

● Massieren Sie immer breitflächig mit der ganzen Hand und nicht nur mit den Fingerspitzen – die Handfläche ist am sensibelsten. Wie das wogende Meer hebt und senkt sich die Bauchwand mit der normalen Atmung. Dieser Bewegung müssen sich die Hände – ganz leicht aufliegend – anpassen. Nur so regen Sie das Zwerchfell zur natürlichen Bauchmassage an, ohne es zu behindern. Bei der Einatmung heben sich die Hände mit der Wölbung des Bauchs nach vorn, bei der Ausatmung folgen sie der sinkenden Bauchwand nach innen. Bei der Einatmung geht der Druck der Hände fast auf Null zurück, bei der Ausatmung verstärkt er sich leicht. Beachten Sie dabei bitte die drei folgenden Regeln.

**Mit der Atmung massieren**

## Der dritte Schritt: Belastung

**Gefühl entwickeln**

**1** Das Gefühl für die Auf- und Abbewegung (beziehungsweise Vor- und Einwärtsbewegung) der Bauchwand ist das Kernstück einer einfühlsamen und erfolgreichen Bauchmassage. Wie bekommen Sie dafür das richtige Gefühl?
Stellen Sie sich ein Boot vor, das auf den Wellen schaukelt. Dieses Boot liegt immer gleich tief im Wasser – ob es den Wellenkamm überwindet oder im Wellental schwimmt. Ebenso sollen die Hände leicht auf dem Bauch ruhen und ihren Druck nicht verändern. Registrieren Sie diesen Druck bewußt, um ein Kontaktgefühl zu entwickeln.
Die Darmwand reagiert nur auf sanfte Reizimpulse – so wie eine Katze, die bei leichtem Streicheln den Rücken buckelt, bei härterem Zufassen aber durch Einziehen des Rückens unter den Händen entweicht.

**Leicht vibrieren**

**2** Je zarter und weicher die Bauchmassage, desto natürlicher und daher wirkungsvoller ist sie. Nach der Entwicklung des Kontaktgefühls ist alles weitere sehr einfach, so daß Sie bei der Ausatmung dazu übergehen können, die Massagebewegungen durch leichtes Vibrieren der Hände zu intensivieren.

**3** Die Hände bleiben während der Massage locker auf dem Bauch liegen, als wären sie dort festgewachsen.

**Hände locker auflegen**

Die Bauchmassage läuft in drei Phasen ab:
- Kontaktaufnahme,
- Ganzheitsbehandlung,
- Detailbehandlung.

### Kontaktaufnahme

- Strecken Sie im Liegen die Beine aus und legen Sie die Hände auf den Bauch, dabei plazieren Sie die Außenkanten der kleinen Finger vor den Leistenbeugen. So wird auch der untere Darmanteil erfaßt.

**So liegen die Hände**

- Stützen Sie die Ellenbogen fest auf, und lassen Sie die Hände ruhig liegen. (Korpulente Menschen sollten die Ellenbogen durch Kissen unterstützen oder hochheben.) Hände und Ellenbogen sind die beiden Fixationspunkte, die allein die richtige Dosis Druck garantieren.

**Ellenbogen aufstützen**

- Achten Sie »lauschend« und gleichzeitig im Rhythmus des Atems »fühlend« auf die Atembewegungen des Bauchs. Nehmen Sie den leichten Druck in den Handflächen wahr, der auf dem höchsten Punkt der Einatmung entsteht. Das ist schon die erste wirksame Druckmas-

**Dem Atemrhythmus folgen**

## Die Bauchselbstmassage

sage für den Darm! Bei einer wirkungsvollen Massage dürfen alle übrigen Einwirkungen nicht stärker als dieser Druck sein. – Diese durch die Atmung stimulierte Bauchmassage soll mindestens drei bis fünf Minuten dauern.
- Während des Ausatmens können Sie die Hände leicht vibrieren lassen. Dabei entwickelt sich nach und nach das Kontaktgefühl.

### *Ganzheitsbehandlung*

- Gleich nach dem Einsetzen der Ausatmung (Wellental) ziehen Sie zuerst zehn Kreise gegen den Uhrzeigersinn mit der rechten Hand auf der rechten Seite, dann zehn Kreise im Uhrzeigersinn mit der linken Hand auf der linken Seite. Der Druck soll gerade so stark sein, daß die Haut mit bewegt wird; die Kreise sollen nur so groß sein, wie es die Dehnung der Haut zuläßt.
- Jetzt bewegen Sie beide Hände gleichzeitig kreisend aufeinander zu, und zwar kreist die rechte Hand gegen den Uhrzeigersinn, die linke in Richtung des Uhrzeigers. Beidseitig kreisen beide Hände von unten seitlich nach innen zur Mitte. In der Mittellinie werden beide Hände nach oben geführt, von hier wieder zur Seite und nach unten. Also: Auf dem Bauch mit jeder Hand rechts und links je einen Kreis machen.
- Nach der Ausatmung tritt normalerweise eine kleine Atempause ein, die Sie für leicht vibrierende oder kreisende Bewegungen nutzen. Mit dem Beginn der Einatmung (Wellenberg) beenden Sie die verstärkenden Handbewegungen, lassen die Hände aber sanft auf dem Bauch. – Dauer dieser Massagephase: drei bis fünf Minuten.
- Zum Schluß können beide Hände, die nach wie vor leicht auf der Bauchwand ruhen, die kreisenden oder gegenläufigen Bewegungen der Bauchdecke gegen die Darmwand mit den beschriebenen Vibrationen verbinden. Durch dieses sanfte Spiel der Hände wird der Darm wieder als Ganzes stimuliert. – Dauer dieser Massagephase: drei bis fünf Minuten.
- Bei Menschen mit kleinen Bäuchen bewährt sich das Massieren mit einer Hand. An der vorderen Bauchwand begonnen, läßt sich so durch leichtes Kippen, Durckverlagern der Handfläche, Kreisen und Vibrieren jede Stelle erreichen. (Die Grafiken auf den Seiten 59 bis 61 veranschaulichen die Technik der Selbstmassage.)

**Mit den Händen kreisen**

**Atempause nutzen**

**Sanft vibrieren**

**PRAXIS 56**

## Der dritte Schritt: Belastung

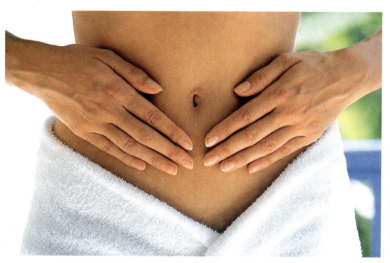

Führen Sie Ihre Bauchmassage stets sanft aus, folgen Sie Ihrem Atem.

**Wärmegefühl** — Zu Anfang der Bauchbehandlungen sind längere Zeiten erforderlich, bis die kranke Darmwand durch die Massagen entstaut wird. Der Erfolg ist oft spürbar durch ein plötzlich auftretendes Wärmegefühl in Handflächen und Bauchwand und ein Weicherwerden der Bauchdecken. Später wird dieser Zustand schon nach 10 bis 15 Minuten erreicht. Ein (fast) gesunder Bauch ist bereits nach fünf Minuten gut trainiert und kleiner geworden.

— Die kreisenden Bewegungen sind im Grunde nur Verschiebungen der Bauchwand gegen das Darmrohr, das Sie ständig in den Handflächen, unterhalb der Bauchwand fühlen. Sie sollten immer das bewußte Empfinden von etwas Weichem haben. Wer dieses Kontaktgefühl nicht entwickelt, wird auch niemals wirkungsvoll massieren, denn nur dieses Gefühl garantiert die physiologische Dosierung der Bauchmassage – anders ausgeführt würde sie den Darm »vergewaltigen« oder keine Wirkung haben.

**Kontaktgefühl entwickeln**

### Eine einfache Übung

Außer der dargestellten Bauchselbstmassage gibt es weitere einfache Möglichkeiten, auf die Darmbewegung (Peristaltik) einzuwirken.
Das Prinzip ist bei allen Maßnahmen dasselbe: Von außen

# Die Bauchselbstmassage

**Das Prinzip** wird ein leichter Druck auf die Bauchwand ausgeübt, den die Atembewegungen des Zwerchfells in einen auf- und absteigenden Wellenrhythmus verwandeln. Die Wellen erreichen das feine, weitflächige, die Peristaltik steuernde Nervengeflecht des Darms und geben neue Impulse.

▶ Sie liegen auf dem Rücken und legen die Hände mit verschränkten Mittelfingern in Nabelhöhe auf den Bauch. Während der Atmung lösen sich die Finger nicht voneinander; Sie spüren so an den Innenflächen der Hände einen leichten Druck, der von der Bauchatmung herrührt, dem physiologischen Auslöser der Peristaltik.

**Vor dem Einschlafen** Diese Übung können Sie vor dem Einschlafen machen!

## Detailbehandlung

Je größer Ihre Fortschritte und Erfahrungen mit der Massage werden, desto mehr werden Sie wahrnehmen: zum Beispiel leises Rumoren und Gurgeln, die oft auch laut hörbar sind. Dabei handelt es sich um Luftverschiebungen im flüssigen Darminhalt – um Blähungen –, die selbstverständlich nicht zurückgehalten werden sollen.

Oder Sie erleben vielleicht ein »Einfallen« des Bauchs. Es beruht auf der plötzlichen Tonisierung des Darmrohrs und bedeutet eine verbesserte Funktion: Der Darm entspannt sich und zieht sich gleichzeitig zusammen. Oft ist auch ein plötzliches Wärmerwerden des Bauchs zu spüren, wenn durch die Anregung der Eigenbewegung sich spastische Blockaden lösen und der Darm mit mehr Blut versorgt wird.

**Was Sie bei der Massage wahrnehmen**

▶ Nach diesen Fortschritten können Sie sich auch dort massieren, wo »etwas los ist«; dabei dürfen sogar die Hände ihren Platz verlassen. Verkanten Sie die linke Hand mit dem Außenrand am Becken, legen dann die ganze Hand zart auf die Bauchwand und massieren mit der rechten Hand kreisend, streichend und vibrierend gegen dieses »Widerlager« am Beckenrand. Anschließend tauschen Sie die Positionen.

Welche Stellen sollen vor allem massiert werden? Die wichtigsten sind
- der Magenausgang,
- die Leber-Ecke,
- die Blinddarm-Ecke,
- die Milz-Ecke,
- der Querdarm,
- die S-förmige Schlinge.

**Gezielt behandeln**

# Der dritte Schritt: Belastung

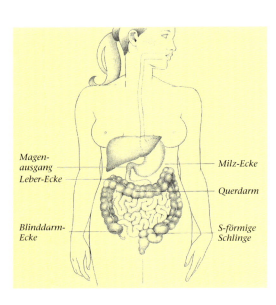

Magenausgang
Leber-Ecke
Milz-Ecke
Querdarm
Blinddarm-Ecke
S-förmige Schlinge

pol ein und wandert langsam abwärts bis zum Darmausgang, wo sie ihre Last »an Land« spült. Während der hauptsächlichen Verdauungsarbeit startet eine solche Welle beim gesunden Menschen alle 20 Sekunden, nimmt während der zweistündigen Dauer bis zum Höhepunkt zu und ebbt wieder ab. Zwischen den Mahlzeiten verläuft die Peristaltik langsamer. Daß sie kontinuierlich – ohne Stopp – ausrollen kann, garantiert die normale Fließbandarbeit des Darms. Ist sie gestört, bringt die Bauchmassage sie wieder ins Gleichgewicht.

**Fließband Darm**

**Detailbehandlung an diesen Stellen**

▶ Bitte schauen Sie sich die obenstehende Grafik genau an, prägen Sie sich ein, wo die Stellen liegen, die Sie einer Detailbehandlung unterziehen sollten.

Beim Massieren werden Sie spüren, wie ein »Buckel« verschwindet. Das bedeutet: Dieser Darmabschnitt hat sich entleert. Oder Sie fühlen, wie sich ein »Strang« entwickelt. Das bedeutet: Das Darmrohr zieht sich zusammen.
Vergegenwärtigen Sie sich dabei das Fließbandprinzip: Das Fließband Darm reagiert nie einzeln oder im Detail, sondern immer als Ganzes. Die peristaltische Welle setzt am oberen Magen-

■ Der Blutkreislauf wird angeregt: Auch die Blutgefäße des Bauchraums profitieren von dieser verbesserten Situation. Die Venen leiten das sauerstoffarme, verbrauchte Blut schneller zum Herzen, worauf die Arterien von dort umgehend sauerstoffreiches nachliefern müssen. Durch diese Sog-Pump-Wirkung der Darmmuskulatur werden die in der Bauchhöhle liegenden Organe, insbesondere Leber, Gallenblase, Bauchspeicheldrüse, hervorragend mit Sauerstoff und Nährstoffen versorgt, und die Kohlensäure wird aus dem Gewebe abtransportiert.

**Wirkung auf den Kreislauf**

# Die Bauchselbstmassage

**PRAXIS 59**

## Bauchselbstmassage im Überblick

Auf den folgenden Seiten stelle ich Ihnen die einzelnen Phasen Ihrer Bauchselbstmassage in Grafiken vor. Zur Erinnerung dessen, was ich Ihnen bereits ausführlich erläutert habe (Seite 52 bis 58), habe ich Ihnen die vier wichtigsten »Regeln« in Kurzform zusammengestellt.

▶ Führen Sie die Manipulationen am Bauch bitte sehr sanft und nur während der Ausatmung durch!

▶ Bei der Einatmung heben sich Ihre Hände ohne Ihr Zutun vom sich vorwölbenden Bauch.

*Zur Erinnerung*

▶ Der Druck auf die Bauchwand sollte – wie beim Boot auf das Wasser – stets gleich bleiben.

▶ Bei allen Manipulationen müssen Ihre Handflächen »wie festgewachsen« auf derselben Stelle des Bauches ruhen. Dadurch wird die gesamte Bauchwand gegen die Gedärme verschoben.

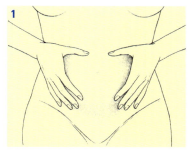

1

**Kontaktaufnahme – Wahrnehmung der Bauchatmung**

Stützen Sie die Ellenbogen auf, legen Sie beide Hände locker, ohne Druck auszuüben, auf die Bauchdecke. Spüren Sie, wie sich der Bauch beim Einatmen hebt und beim Ausatmen senkt.

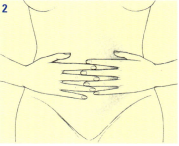

2

**Kontaktaufnahme**

Legen Sie beide Hände mit gespreizten Fingern locker auf die Bauchdecke, die Fingerspitzen leicht ineinander geschoben. Beim Einatmen entfernen sich die Fingerspitzen voneinander, beim Ausatmen nähern sie sich einander wieder.

# Der dritte Schritt: Belastung

**Prinzip der Bauchselbstmassage**

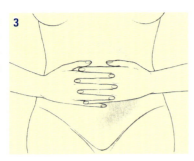

Falten Sie die Hände so, daß die unteren Gelenke des Zeige-, Mittel- und Ringfingers in einer Linie liegen. Beim Heben und Senken des Bauches bei der Ein- und Ausatmung lösen sich die Finger nicht voneinander – so entsteht ein Druck auf die Handinnenfläche, der sich auf die Darmnerven fortpflanzt und die Darmperistaltik anregt.

**Ganzheitsbehandlung**

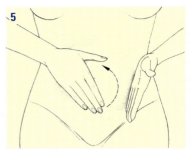

Verkanten Sie die linke Hand in der Leistenbeuge, am Darmbeinkamm – als Widerstand gegen die Gedärme, die beim Massieren verschoben werden. Mit der rechten Hand führen Sie gegen den Uhrzeigersinn kreisende Bewegungen aus.

**Übergang zur Ganzheitsbehandlung**

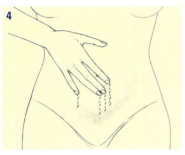

Legen Sie eine Hand bei einem kleinen, beide Hände bei einem größeren Bauch auf den Leib. Führen Sie bei der Ausatmung mit einer Hand/mit beiden Händen von außen nach innen vibrierende Bewegungen auf dem Bauch aus.

**Ganzheitsbehandlung**

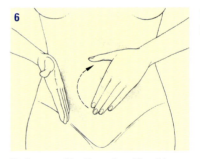

Verkanten Sie die rechte Hand in der Leistenbeuge, am Darmbeinkamm – als Widerstand gegen die Gedärme, die beim Massieren verschoben werden. Mit der linken Hand führen Sie im Uhrzeigersinn kreisende Bewegungen aus.

## Die Bauchselbstmassage

**Ganzheitsbehandlung**

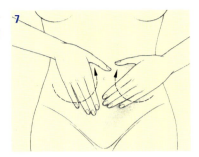

7

Mit dem Einsetzen der Ausatmung verschieben Ihre beiden Hände die Bauchwand kreisförmig gegen die Gedärme und wechseln über zu vibrierenden Bewegungen auf dem Bauch. Bei Beginn der Einatmung heben sich Ihre Hände mit der Vorwölbung des Bauches.

**Ganzheitsbehandlung des Dünndarms bei größeren Bäuchen**

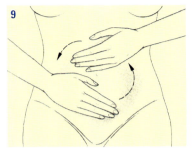

9

Eine Hand am Oberbauch, die andere am Unterbauch, kreisen Sie mit beiden Händen (Fingerspitzen und Handflächen) während der Ausatmung mit sanftem, gleichmäßigem Druck auf dem Bauch und verschieben dabei die Bauchwand in entgegengesetzten Richtungen.

**Ganzheitsbehandlung des Dünndarms (bei kleinen Bäuchen)**

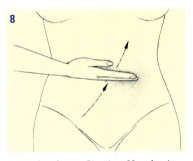

8

Zunächst legen Sie eine Hand mitten auf den Bauch. Dann verkanten Sie die Kleinfingerkante leicht in der Schambeinfurche und verschieben mit der Ausatmung den gesamten Dünndarm sanft kreisend herzwärts. Dieselben massierenden Bewegungen machen Sie danach mit der anderen Hand.

**Abschluß der Massage**

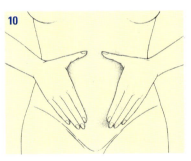

10

Mit beiden Händen umfassen Sie den Bauch seitlich und drücken ihn mit der Ausatmung, ohne zu kreisen oder zu vibrieren, einige Male sanft von außen nach innen (wie ein zartes Kinderköpfchen).

# Der dritte Schritt: Belastung

## Wickel unterstützen die Entschlackung

Die Darmreinigung ist ein Vorgang, der nicht nur die Darmtätigkeit verbessert und seinen Mitspielern Leber, Gallenblase und Bauchspeicheldrüse nützt, sondern dem ganzen Körper zugute kommt. Während dieser Generalreinigung sind unendlich viele Stoffwechselendprodukte – die »Schlacken« –, aber auch für den Organismus schädliche Gifte mobilisiert worden. Der Körper verfügt über verschiedene Mechanismen, sich ihrer zu entledigen. Einen gewissen Anteil befördert der Darm über den Stuhl nach außen, die Niere über den Harn und die Lunge über die Atemluft. Eine wichtige und meist unterschätzte Rolle spielt die Haut, die wesentlich an der Regulation des Wasserhaushalts beteiligt ist. Auf ihrer bis zu zwei Quadratmeter großen Oberfläche münden Tausende winzigster Schweißdrüsen, die unermüdlich in Wasser gelöste Abfallstoffe abdunsten. Feuchte Wickel unterstützen die Haut in dieser Funktion, indem sie sie zu einer erhöhten Wasserabgabe anregen. Dazu ist es nicht notwendig, sich von Kopf bis Fuß einzuwickeln; auch ein Teilwickel aktiviert. Ich stelle Ihnen zwei Wickel vor, den Prießnitz- und den Rumpfwickel, deren Wirkung durch Wärmflaschen (Gummi/Plastik; kein Heizkissen!) intensiviert wird. Mit beiden Wickelformen habe ich gute Erfahrungen gemacht.

*General-reinigung*

*Abdünsten über die Haut*

*Schon Teilwickel helfen*

### Der Prießnitz-Wickel

Benannt nach dem naturheilkundigen Landwirt Vinzenz Prießnitz (1790 bis 1851), unterstützt dieser Wickel hervorragend die Wirkung der Bauchmassage. Sie können ihn tagsüber anlegen oder nachts damit schlafen.

*Tagsüber und nachts*

▶ So wird der Prießnitz-Wickel gemacht: Ein weiches Baumwoll- oder Leinentuch zu einer vierlagigen Kompresse falten, mit kaltem Wasser anfeuchten, kräftig auswringen und auf den Bauch legen. Darüber ein ebenso gefaltetes trockenes Tuch legen, darauf die Wärmflasche. Sie muß so heiß sein, daß sich die Wärme durch die beiden Tücher auf die Haut überträgt. Sie können den Wickel die ganze Nacht über einwirken lassen. Wenn Sie nur auf der Seite schlafen mögen, fixieren Sie den gesamten »Aufbau«

*Mit Wärmflasche*

# Wickel unterstützen die Entschlackung

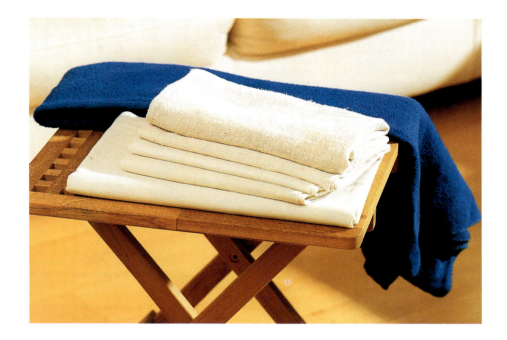

mit einer breiten Leibbinde oder einem Gürtel. Die Seitenlage beeinträchtigt die tonisierende Wirkung des Wickels nicht.

## Der Rumpfwickel

Stärker als der Prießnitz-Wickel aktiviert der Rumpfwickel (abgeleiteter Lendenwickel nach Kneipp) die Ausschwemmung von Giftstoffen. Darüber hinaus fördert er die Auflösung und Ausscheidung von Schlackenstoffen. Er ist sogar ein besonders bewährtes Mittel zur Gewichtsabnahme. Seine vorrangige Aufgabe ist es jedoch, den Körper zum »Dünsten« zu bringen und damit Blut- und Lymphkreislauf zu aktivieren. Der andere unschätzbare Vorteil: Sie führen eine »Liegekur« durch, die das vegetative, also das dem Willen nicht unterworfene Nervensystem außerordentlich beruhigt.
Der feuchte Rumpfwickel ist ein »Dunstwickel«. Die Tücher und Decken, die dazu verwendet werden, müssen luftdurchlässig sein, so daß die Hautatmung nicht gedrosselt wird. Weil dabei viel Wärme abfließen kann, schwitzt man in diesem

»Dunstwickel«

**Für Ihre Wickel nehmen Sie am besten Baumwoll- oder Leinentücher.**

## Der dritte Schritt: Belastung

Wickel mitunter erst nach eineinhalb Stunden. Die anschließende Schwitzzeit sollte dann mindestens eine halbe Stunde betragen. Natürlich darf der Wickel länger angelegt bleiben – je nach dem Grad des Wohlgefühls.

**Nehmen Sie sich Zeit**

▶ Wenn Sie sich den Rumpfwickel tagsüber anlegen wollen, reservieren Sie sich bitte eine Mußezeit von zwei bis vier Stunden. Sie können sich den Wickel auch abends im Bett machen; er fördert das rasche Einschlafen. Sollten Sie in der Nacht aufwachen, wickeln Sie sich aus, ziehen sich notfalls um und schlafen weiter.

▶ Fühlen Sie sich eingeengt und stellen sich »Beklemmungen« ein, nehmen Sie den Wickel ab, versuchen es aber erneut – nicht aufgeben! Es hat sich noch jeder Patient an das Eingewickeltsein gewöhnt.

Wenn aber alles gute Zureden nicht hilft, bietet sich eine Alternative:
- kurz kalt abduschen oder abwaschen,
- sich ohne abzutrocknen in ein Laken hüllen und in eine Wolldecke wickeln,
- im Bett ruhen, bis der Körper ganz trocken ist.
- Diese Prozedur eventuell bis zu viermal täglich wiederholen.

**Alternative zum Wickel**

▶ So wird der Rumpfwickel gemacht: Sie brauchen ein Tuch aus Leinen oder Halbleinen, nicht zu fest gewebt und sehr saugfähig, da es dem Körper direkt aufliegt; eventuell genügen zwei hintereinander gelegte große »Gerstenkornhandtücher«; ein Laken aus Baumwolle oder Nessel, am besten ein schon häufiger gewaschenes, weil es Wasser besser aufsaugt; eine leichte Wolldecke, zum Beispiel eine Reisedecke; drei Wärmflaschen (aus Gummi oder Plastik); eventuell einen Gürtel.
- Legen Sie zwei mit heißem Wasser gefüllte Wärmflaschen in Nierenhöhe schräg in einem nach oben offenen Winkel ins Bett (Flaschen höchstens halb füllen, damit Sie darauf liegen können). Die dritte Wärmflasche legen Sie ans Fußende (nie mit kalten Füßen im Wickel liegen!)

**Rumpfwickel**

## Wickel unterstützen die Entschlackung

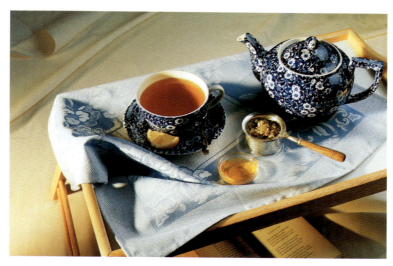

Heißer Tee, während des Wickels getrunken, fördert die Wärmeentwicklung.

und breiten die Wolldecke darüber. Kopfwärts muß sie bis knapp an die Achselhöhlen reichen; nach unten kann sie beliebig lang sein. Falten Sie das Laken (längs) in drei Lagen. Es soll die Wolldecke etwas überlappen, damit die Haut nicht mit der Wolle in Berührung kommt. Darauf legen Sie das in kaltes Wasser getauchte, gut ausgewrungene Leinentuch.

● Legen Sie sich so auf das Tuch, daß der obere Rand gerade unter der Achselhöhle abschließt – sonst kneift der Wickel. Das untere Ende des nassen Tuchs kann bis über das Gesäß reichen, am Bauch muß es aber bis oberhalb der Blase hochgeschlagen werden, um dieses empfindliche Organ (durch Verdunstung und Kaltwerden der Hautoberfläche an der Wasser-Luft-Grenze) nicht zu reizen. Der Wickel muß der Haut überall anliegen, damit keine Luftlöcher entstehen, die zur Abkühlung und damit zum Frieren führen. Jetzt wickeln Sie das trockene Tuch um den Körper, es soll das nasse überragen, damit die Wolldecke nicht feucht wird. Zuletzt schlagen Sie die Wolldecke um sich, die Sie am besten mit einem Gürtel »befestigen«, damit alles eng anliegt. Über diese »Verpackung« können Sie Ihr Nachthemd oder Ihren Schlafanzug anziehen.

Wenn Ihnen das feste Anlegen des Wickels nicht allein gelingt, bitten Sie jemanden um Hilfe.

**Wolle nicht auf der Haut**

**Sie dürfen nicht frieren**

# Der dritte Schritt: Belastung

**Gut zudecken**

■ Dünne und leicht frierende Menschen sollten sich zusätzlich zur Bettdecke mit einer leichten Wolldecke zudecken, das regt die Wärmeentwicklung an. Darüber können Sie nach Lust und Bedarf so viele Oberbetten legen, wie Sie mögen, damit Sie sich in dem Wickel wirklich zufrieden und wohl fühlen. Die Decken sollten gut über die Schultern reichen und seitlich eingesteckt werden. Weitere Wärmflaschen und Zudecken helfen ebenfalls.

**Tee bereitstellen**

● Sie können sich auch heißen Linden- oder Holunderblüten-Tee bereitstellen, den Sie im Wickel liegend trinken. Stellt sich kein Wärmegefühl ein: Anwendung bitte abbrechen.

● Wenn Sie aber schon vorher frieren, können Sie zur Erwärmung und Unterstützung der Hautausscheidung ein warmes Bürsten-Seifenbad (bis 39 Grad) nach Dr. Vogel durchführen:

**Bürsten-Seifenbad**

▶ So wird's gemacht: Im Vollbad zweimal hintereinander den ganzen Körper tüchtig mit einer Hautbürste abbürsten, dann einseifen, anschließend im Badewasser, und zuletzt mit kaltem Wasser abspülen (zum Schließen der Hautporen).

In der Regel verfliegt das erste Kältegefühl gleich nach dem Anlegen des Wickels. Trotz des kalten Tuchs fühlen Sie sich behaglich warm. Meist werden Sie schon bald ermüden und sogar einschlafen.

**Der Wickel entspannt**

Sobald Ihnen mollig warm ist, können Sie sich auch eine langärmlige Wolljacke anziehen, sich ein Buch oder eine Handarbeit vornehmen oder sich mit etwas anderem beschäftigen. Für die Kur genügt es völlig, daß Sie »dünsten«, wodurch Lymph- und Kreislaufsystem aktiviert werden.

**Der Kreislauf wird aktiviert**

Vor allem wird dabei die Durchblutung der Haut angeregt, über die viele verbrauchte und giftige Stoffe Ihren Körper verlassen. Starke Raucher werden beobachten, daß sich die Laken während der anfänglichen Wickelphase gelb verfärben! Auch die Haut profitiert vom Dunstwickel. Sie wird glatt und zart, die Poren öffnen sich, so daß sich Unreinheiten und Ablagerungen mit der Zeit lösen. Sie verbinden also das Angenehme mit dem Nützlichen und tun eine Menge für Ihre Schönheit!

**Die Haut wird glatt**

■ Dieser Wickel ist das einfachste und billigste Heilmittel, das man sich denken kann. Er ist jederzeit anwendbar und wirkt garantiert – vorausgesetzt, er wird richtig gemacht.

## Sauna/Bewegung

## Zur Abwechslung: Sauna

Wer die Möglichkeit dazu hat, kann im Wechsel mit dem Wickel auch die Sauna aufsuchen (Bücher, die weiterhelfen, Seite 92). Wickel und Sauna eignen sich als passive Methoden hervorragend für Kuren, weil sie die Entgiftung schonend einleiten und, vor allem bei einer längeren Kur, die Entschlackung intensivieren.

**Nach der Kur bewegen – tun Sie, was Ihnen Freude macht.**

## Bewegen, aber nicht überfordern

Während der kürzeren Kur werden Sie schneller ermüden als sonst; auch wer sich zu der »großen Kur« von vier Wochen (unter ärztlicher Leitung) entschlossen hat, wird in den ersten zwei Wochen erschöpft sein; in beiden Fällen ist der Organismus durch die Reinigungsvorgänge stark gefordert. Ihr Befinden verleitet Sie jetzt nicht zu großen Aktivitäten. Mit Beginn der Nachkur beziehungsweise der dritten Kurwoche ändert sich dies aber oft schlagartig. Da meldet sich der Organismus und fordert, die innere Umstellung durch natürliche körperliche Anforderungen zu unterstützen.

**Nach der Kur**

▶ Jetzt sollten Sie Ihrem neu erwachten Bewegungsdrang nachgeben. Wandern, Schwimmen, Radfahren: Tun Sie alles, was Ihnen Freude macht. Am Anfang dürfen Sie sich allerdings nicht überfordern. Nehmen Sie sich vor, ganz langsam Ihre Leistungsfähigkeit zu steigern – zum Beispiel jeden Tag zwei Minuten länger zu schwimmen, fünf Minuten länger zu laufen oder radzufahren, zehn Minuten länger zu wan-

**Nicht überfordern**

## Der dritte Schritt: Belastung

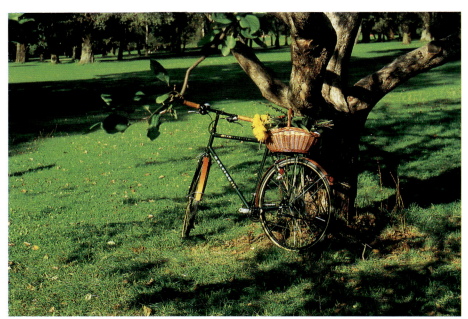

**Radfahren ist ideal – das Tempo bestimmen Sie selbst, und Sie sind an der frischen Luft**

dern. Aber bitte keine Rekorde brechen! Wenn Sie Müdigkeit oder Erschöpfung spüren, geben Sie ihr nach und legen rechtzeitig Ruhepausen ein. In der Regel werden Sie sich zwischen der dritten und vierten Woche nach der Kur von neuen Kräften durchflutet fühlen. Das bedeutet aber auch, daß nun die Gefahr der Überanstrengung besteht. Lernen Sie, auf Ihren Körper zu hören, konsequent und mit steuernder Vernunft den neu erwachten Impulsen nachzugeben: Ihr Körper ist Ihr bester Ratgeber! Beschäftigen Sie sich mehr mit ihm, als Sie es zuvor getan haben, unterstützen Sie ihn bei der inneren Reinigung, zum Beispiel durch regelmäßige Selbstmassagen von Kopf bis Fuß.

### Massage ist passive Bewegung

Den Körper können Sie massieren, indem Sie ihn von oben nach unten – überall, wohin Sie mit den Händen gelangen – einfach leicht »kneifen« und damit prüfen, wo es schmerzt. Schmerzen signalisieren Ihnen,

**Selbstmassage**

## Massage ist passive Bewegung

**Unterstützt die Entschlackung**

daß sich hier verbrauchte Stoffwechselprodukte abgelagert haben. Mit weiteren Kneifgriffen können Sie diese Ablagerungen mobilisieren und so ihre Ausscheidung über die Haut unterstützen.
Am Anfang kann es ziemlich weh tun, bald aber wird es besser werden.
Im Grunde genommen ist Massage – ob selbst oder durch einen Masseur durchgeführt – nichts anderes als eine passive Bewegungstherapie für alle, die sich nicht ausreichend bewegen können oder wollen.
Die beste Massage aber, das möchte ich betonen, ist immer noch die aktive, von den Muskeln geleistete. Sich täglich zwei Stunden aktiv zu bewegen, ist die natürlichste Massage des Körpers! Da sich die meisten Menschen heute viel zu wenig rühren – einer der Gründe der allgemeinen Körperverschlackung! –, bietet sich neben dem Wickel auch die Körpermassage zur Unterstützung der Ausscheidung von Schlackenstoffen an.

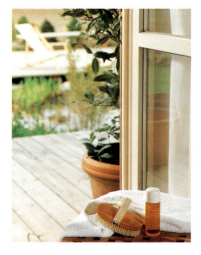

**Selbst massieren, massieren lassen – Hilfen bei der Entschlackung.**

### Massage-Termine

Wer sich während der Kur von einem ausgebildeten Masseur »durchkneten« lassen möchte, sollte zwölf Termine einplanen:
- In den ersten zwei Wochen jeden zweiten Tag eine Massage,
- in der dritten und der vierten Woche jeweils zwei Massagen,
- in der fünften und siebten Woche je eine Massage.

Ein erfahrener Masseur findet überall mit sicherer Hand die durch übersäuerte Stoffwechselschlacken verhärteten Stellen. Oft bereiten die ersten Massagen Schmerzen – was nur beweist, wie notwendig die Behandlung ist. Allmählich wird das Gewebe wieder weich und geschmeidig – nicht zuletzt auch Ergebnis der Nachkur (Seite 75).

# Die 8-Tage-Kur im Überblick

| Tageszeit | Den Darm schonen | Den Darm reinigen |
|---|---|---|
| Früh | Frühstück: Teefasten, → Seite 35, oder Gemüsebrühe, → Seite 39/40, (Milch-Semmel-Diät, → Seite 37) oder leichte Basenkost, → Seite 39 | Vor dem Aufstehen: Bittersalztrunk, → Seite 42 |
| Vormittag | Zwischendurch: Kräutertee oder »stilles« Wasser → Seite 36/38 | eventuell Einlauf (statt am Abend), → Seite 44 |
| Mittag | Mittagessen: wie Frühstück | |
| Nachmittag | Zwischendurch: Kräutertee oder »stilles Wasser« | |
| Abend | Abendessen: Kräutertee mit einer Scheibe Zitrone oder Gemüsebrühe | eventuell Einlauf (statt am Vormittag) |

## Die Regeln für Ihre Kurtage

■ In diesem Überblick ist ein »Mustertag« Ihrer 8-Tage-Kur vorgestellt (die Seitenzahlen führen zu den Erläuterungen im Text).

Sie können ablesen, welche Maßnahmen den Tag über durchzuführen sind, um den Darm zu schonen, zu reinigen und für die Wiederbelastung zu schulen. Sie sehen auf einen Blick, wie die Entschlackung zu unterstützen ist, wann Ruhe und wann Bewegung einzuplanen sind.

▶ Führen Sie bitte alle Anwendungen zuverlässig durch – wobei Sie selbst bestimmen können, ob Sie beispielsweise Ihren zweiten Einlauf vormittags oder abends machen, ob Sie nachmittags Kräutertee oder ob Sie »stilles« Wasser trinken. Übertriebene körperliche Anstrengungen sind nicht angebracht – Ihr Organismus ist durch die Kuranwendungen voll in Anspruch genommen. Folgen Sie Ihren Bedürfnissen.

▶ Die Kur vorbereiten: Anstatt erst zu Kurbeginn Ihre Lebensweise zu ändern, sollten Sie sich schon mindestens drei Tage vorher langsam umstellen: Essen Sie weniger als sonst, vor allem keine schweren, besonders fettreichen Speisen. Reduzieren Sie Ihren Kaffee- und Schwarztee-Konsum, lassen Sie Alkohol weg. Nehmen Sie mehr Flüssigkeit zu sich als sonst – Kräutertees (Seite 36), verdünnte, naturreine Gemüsesäfte, Mineralwasser (»stilles« Wasser).

▶ Den Körper pflegen: Unterstützen Sie die Stoffwechselausscheidungen über die Haut durch temperierte Bäder. Ob Sie baden oder

## Die 8-Tage-Kur im Überblick

| Den Darm schulen | Die Entschlackung unterstützen | Ruhen/Bewegung |
|---|---|---|
| Gleich nach dem Aufwachen: Bauchatmung, → Seite 52, dann 15 (bis 30) Minuten Bauchselbstmassage, → Seite 59 Beim Frühstück: Kauen lernen, → Seite 38/85 | | |
| Bauchselbstmassage vor dem Einlauf | eventuell Rumpfwickel, → Seite 63 | Spazierengehen, → Seite 67, Massage oder Selbstmassage, → Seite 68 |
| Bauchselbstmassage vor oder nach dem Essen | Vor oder nach dem Mittagessen: Prießnitz-Wickel, → Seite 62 | Ruhen vor oder nach dem Essen |
| | Sauna, → Seite 67 | Spazierengehen, Wandern, Radfahren, Schwimmen, → Seite 67 |
| Bauchselbstmassage vor dem Einschlafen | Rumpfwickel oder Prießnitz-Wickel | |

lauwarm duschen: Verzichten Sie auf Seife oder andere Reinigungsmittel, massieren Sie sich im Wasser, und rubbeln Sie sich danach mit einem Leinenhandtuch kräftig ab.
Am Morgen unterstützt Trockenbürsten (mit einem Luffa- oder Sisalhandschuh, für Empfindliche aus einem Spezialstrick) die Entgiftung über die Haut. Duschen Sie nach Möglichkeit nach dem Rumpfwickel – allerdings nicht zu spät am Abend, um das Einschlafen nicht zu erschweren.

▶ Der Erfolg ist das Ziel: Falls Sie sich einmal schlapp fühlen, geben Sie nicht auf! Sie tun Ihrem Körper nur Gutes! Freuen Sie sich auf die Zeit nach der Kur, in der Sie ein neues Wohlbefinden, mehr Frische und Spannkraft erleben werden.

■ **Die Zeit nach der Kur** (auch Seite 76)
Mit Hilfe der Kur pendelt sich Ihr Organismus wieder in seinen natürlichen Rhythmus ein. Gönnen Sie ihm einen behutsamen Übergang in den Alltag, unterstützen Sie ihn:
● **Bauchatmung:** Prüfen Sie, so oft Sie können, ob Ihre Bauchdecken sich im Atemrhythmus wellenförmig vor- und zurückwölben.
● **Bauchselbstmassage:** Wenn irgend möglich, sollten Sie die Massage zweimal täglich (morgens und abends) 15 (bis 30) Minuten lang durchführen. Für eine Massage am Tag sollten Sie sich auf jeden Fall Zeit nehmen (Massage-Anleitung Seite 59).
● **Ernährung:** Während der Kur halten Sie sich an die empfohlene Kost (Seite 39), während der sechswöchigen »Nachkur« an die allergenarme Basenkost (Seite 76), danach an basenüberschüssige Kost (Seite 81).

## Der dritte Schritt: Belastung

## Kurkrisen sind Heilkrisen

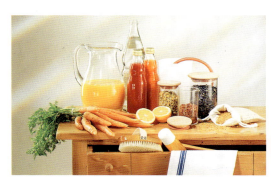

**Reaktionen während der Kur**

Während meiner langen ärztlichen Tätigkeit sind mir bei längeren Kurzeiten bestimmte regelmäßige Reaktionsabläufe aufgefallen, die jeweils in gleichen Abständen und immer in der gleichen Art auftraten. Das war bei Menschen der Fall, die in der Vergangenheit an langanhaltenden akuten Krankheiten oder Beschwerden gelitten hatten und deshalb eine längere Behandlung brauchten. Da sich diese Anzeichen in schwächerer Form auch bei kürzeren Kurzeiten melden können, möchte ich hier auf sie eingehen:
Lang anhaltende Gesundheitsstörungen lassen meist kleine Restzustände im Organismus zurück – ich nenne sie »Nester« –, die wie andere Herde als chronische Störfelder wirken. Bei einer Kur werden mit der allgemeinen Reinigung auch diese Nester aufgespürt und nach

**Alte Beschwerden können auftreten**

Jahren noch schließlich beseitigt. Dabei treten die gleichen Symptome auf wie früher – nur in abgeschwächter Form. Krankheiten sind »Heilkrisen«, die manchmal jedoch nicht zur völligen Beseitigung der Beschwerden geführt haben. Dies wird während der Kur dann nachgeholt: Der Körper besitzt jetzt mehr Reserven als beim Ausbruch einer Krankheit; er erschafft sozusagen eine »Krankheit auf Kommando«. Chronische Störungen heilen darum häufig mit den akuten Reaktionen einer »Heilreaktion« aus. Deshalb sind Kurkrisen in Wahrheit wirkliche Heilkrisen!
Kurkrisen spielen sich hauptsächlich während der ersten sechs Wochen ab, gerechnet vom ersten Tag der Kur an.
• Am zweiten oder dritten Tag kann es zu der »Erstverschlimmerung« kommen, das heißt, die hauptsächlichen Beschwerden, die vor der Kur bestanden, melden sich erneut.
• Der siebte Tag kann bei sensiblen Menschen ebenfalls etwas kritisch verlaufen. Die meisten brauchen an diesem Tag wesentlich mehr Ruhe als an anderen Kurtagen.

**Wiederholen Sie die Kur, bis Sie sich dauerhaft wohl fühlen.**

**Am siebten Tag: viel Ruhe**

## Kurkrisen sind Heilkrisen

**Bei langen Kuren**

- Vom zehnten Tag an können die »Organkrisen« einsetzen – es melden sich alle Symptome chronischer Krankheiten, die vor der Kur bestanden haben. Gallensteine oder Entzündungen von Gallen- und Harnblase, Unterleibsleiden bei Frau und Mann, Nierenleiden – um nur einige zu nennen – können in der Kurkrise aus dem chronischen in das akute Stadium übergehen. In besonderem Maß können Beschwerden der Verdauungsorgane auftreten, allen voran Störungen des Magens.

### Bitte beachten Sie

Wer unter einer der genannten Krankheiten leidet oder gelitten hat, darf die Kur nicht allein durchführen; er muß unbedingt einen Arzt zu Rate ziehen und seinen Anweisungen folgen.
- Eine besondere Warnung gilt den Herzkranken – sie sollten nie an sich »herumdoktern«! So gerne ich alle Menschen dazu ermuntern möchte, sich zu Hause selbst zu reinigen, hier liegt die Grenze! Auch der Mutigste sollte davor halt machen.

- Nach dem vierzehnten Tag gibt es eine Erholungspause von etwa vierzehn Tagen. Gegen Ende dieser Zeit melden sich allmählich die »Systemerkrankungen«, es können Störungen des Kreislaufs und des Nervensystems oder der Knochen und Gelenke auftreten.

■ Wer zum ersten Mal eine längere Darmreinigungskur macht, sollte sie nicht zuletzt der möglichen Nachkrise wegen nur unter der Aufsicht eines Arztes durchführen. Adressen erfragen Sie bitte bei den auf Seite 91 genannten Institutionen.

■ Aber: Wie viele Kuren Sie auch machen, ein Erfolg ist Ihnen nur dann beschieden, wenn Sie in der Zwischenzeit Ihre ungesunde Lebensweise, vor allem die Überernährung, aufgeben und sich umgestellt haben. Denn: Mit einer einzigen Kur lassen sich die Fehler vieler Jahre nicht wieder gutmachen!

**Bei langen Kuren**

**Lebensweise ändern**

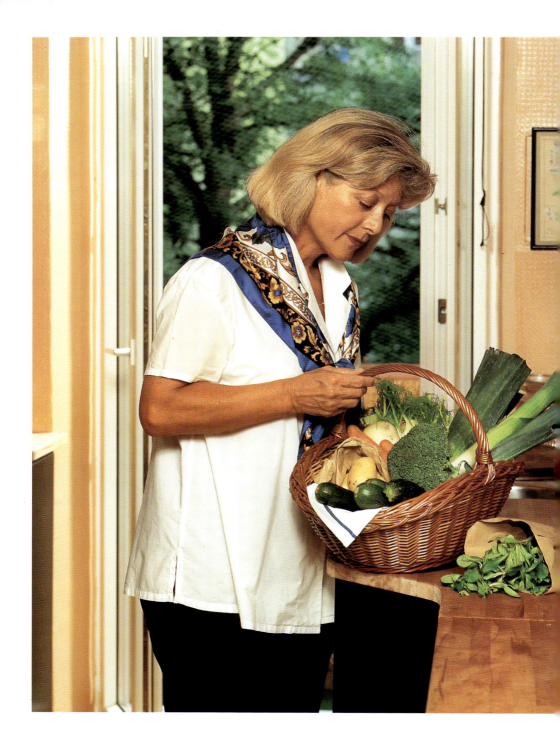

# Änderung der Lebensweise

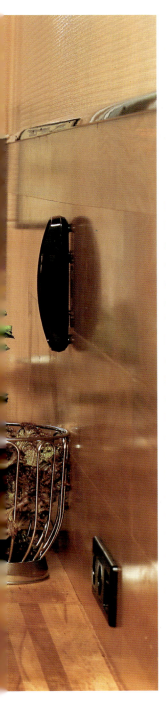

**Nachdem Sie Ihre Kur nun beendet haben, müssen Sie sich mit der Frage beschäftigen, wie es weitergehen soll. Ihre sicher guten Erfahrungen werden Ihnen den Weg weisen.**
**Versuchen Sie, ein wenig von der Ruhe, die Sie als so erholsam empfunden haben, in Ihren Alltag zu übernehmen, seien Sie sich dessen bewußt, daß Sie, um den Erfolg Ihrer Kur nicht zu gefährden, Ihre Ernährung nur allmählich umstellen können.**
**Besser allerdings wäre es, wenn Sie sich auch künftig auf die neue, die gesündere Art ernähren würden. Und bitte vergessen Sie die Bauchselbstmassage nicht – Sie wissen, wie erfrischt und wie wohl Sie sich danach fühlen.**

# Die Zeit nach der Kur

Wenn Sie Ihre Kur beendet haben, sollten Sie den »Schonrhythmus« einige Tage behutsam ausklingen lassen, bevor Sie sich wieder in Ihre alltäglichen Pflichten stürzen.

*Schonen Sie sich noch eine Woche*

Für die Umstellung beziehungsweise die »Wiederanpassung« an eine normale Ernährung benötigen Sie jedoch an die sechs Wochen. Nehmen Sie sich diese Zeit, lassen Sich sich von Ihrem Befinden leiten.

Wie Sie wieder in einen verbesserten Ernährungsrhythmus finden und welche Umstellungen dazu erforderlich sind, will ich Ihnen jetzt beschreiben (Die Nachkur im Überblick, Seite 87).

## Die allergenarme Basenkost

*Für Ihre Nachkur*

Für die ersten sechs Wochen »Nachkur« halten Sie sich bitte an die allergenarme Basenkost. Wenn Sie sich danach noch nicht wieder voll hergestellt fühlen, behalten Sie diese Kostform längere Zeit bei.

## Was bedeutet »allergenarm«?

In der allergenarmen Basenkost sind, wie der Name schon sagt, die Nahrungsmittel, die bei sehr vielen Menschen Allergien auslösen, nicht enthalten. Die häufigsten Allergene finden sich in

- Milch und den mit Milcheiweiß hergestellten Produkten (Butter und Sahne sind erlaubt),
- Weizen, Roggen, Hafer, Gerste und allen Lebensmitteln, in denen diese Getreidearten vorkommen,
- Bäcker- und Bierhefe,
- Fleisch, Fisch und Eiern.
- Diese Kost ist frei von Rohr- und Rübenzucker.

*Die häufigsten Allergene*

■ Rohes Obst und rohes Gemüse dürfen nicht verzehrt werden, um den Darm nicht zu irritieren. Ausnahmen, somit erlaubt, sind Bananen, Avocado, Tomaten und Blattsalate; ihre Fasern passieren den Darm, ohne ihn sehr zu reizen.

*Bitte beachten*

Außer den genannten Nahrungsmitteln können Sie essen, was die Natur uns anbietet –

## Die allergenarme Basenkost

**Das können Sie essen**

möglichst aus biologischem Anbau
- Obst, gedünstet oder gekocht – wenig,
- Gemüse und Kartoffeln, beides gedünstet, reichlich, etwa halb und halb (Kartoffeln eher etwas weniger, weil für die Darmschleimhaut manchmal »zu klebrig«),
- Nüsse und Kerne: Wal- und Haselnüsse, Sesamsaat, Eßkastanien, Bucheckern, Sonnenblumenkerne.

Die Basenkost, die ein Höchstmaß an Verträglichkeit bietet, ist nicht nur eine Heilkost, sondern hilft Ihnen auch, Nahrungsmittel, auf die Sie allergisch reagieren (bei vielen Menschen sind es gerade jene, die sie besonders gern mögen), mit Hilfe eines einfachen Testverfahrens herauszufinden.

### Der Allergie-Test

▶ Machen Sie den Allergie-Test bitte nach Ihrer Kur; er funktioniert nur, wenn Sie das Nahrungsmittel, das Sie testen wollen, während Ihrer Kur nicht gegessen haben:

- Sie bereiten sich aus dem Nahrungsmittel, das Sie austesten wollen, eine Mahlzeit ohne andere Zutaten.
- Vor dem Essen bleiben Sie zunächst fünf Minuten ruhig sitzen und zählen Ihren Puls eine volle Minute.
- Füllen Sie sich dann Ihren Teller und beginnen Sie zu essen.
- Nach zwei Minuten zählen Sie Ihren Puls wieder eine volle Minute.
- Zählen Sie nach fünf Minuten wieder.
- Zählen Sie nach zehn Minuten wieder.
- Zählen Sie nach 30 Minuten wieder.

**Finden Sie heraus, worauf Sie allergisch reagieren.**

■ Der Test ist positiv ausgefallen, wenn der Puls sofort, nach fünf, nach zehn oder nach 30 Minuten bis über 20 Schläge pro Minute schneller geworden ist (Sofortreaktionen), oder wenn Spätreaktionen auftreten, die sich noch nach zwei bis drei Tagen zeigen können als Kopfschmerzen, Gelenkbeschwerden, Herz- und Kreislaufstörungen, schlechter Schlaf, vor allem aber als Darmstörungen wie Blähungen, Schmerzen, Krämpfe, Durchfall, Verstopfung, Hämorrhoiden, schmerzhafter Stuhlgang.

▶ Suchen Sie bei positivem Ergebnis bitte einen Arzt auf.

## Die Zeit nach der Kur

### Was bedeutet Basenkost?

Viele Nahrungsmittel, die wir täglich zu uns nehmen, übersäuern den Organismus, das heißt, sie werden als Säuren abgelagert, wenn wir als »Gegenspieler« nicht basenüberschüssige Nahrungsmittel essen würden – sie neutralisieren die Säuren.

Übersäuernde Nahrungsmittel sind vor allem:
- Fleisch,
- Fisch,
- Eier,
- Milch (Ausnahme: Sahne, Molke),
- Käse,
- tierische Fette,
- weißes Mehl (weniger stark säuernd: Vollkornmehl), Weißmehlprodukte,
- Zucker und alles mit Zucker Gesüßte,
- chemisch behandelte, das heißt denaturierte Nahrungsmittel, alle Fertiggerichte in Dosen und industriell vorgefertigte Mahlzeiten,
- kohlensäurehaltige Getränke (vor allem Cola-Getränke),
- Kaffee, schwarzer Tee,
- Alkohol.

Überdüngung der Böden, saurer Regen und Umweltgifte übersäuern unsere Lebensmittel zusätzlich. Sogar ständiger Ärger und fortwährende seelische und körperliche Überbeanspruchung tragen zur Übersäuerung bei. Gegenspieler der übersäuernden Nahrungsmittel sind die basenüberschüssigen Nahrungsmittel. Es kommt zu einer Auseinandersetzung des Körpers mit der verzehrten Nahrung: Die aggressiven Säuren darin kämpfen mit den ausgleichenden Basen um den Vorrang.

■ Sie werden verstehen, worauf ich hinaus will: Unsere Nahrung muß reich an Basen sein und arm an Säuren, wobei der Körper dringend ein Gleichgewicht an Basen und Säuren braucht.

Basenüberschüssige Nahrungsmittel sind vor allem:
- Gemüse,
- Kartoffeln,
- Hirse, Buchweizen,
- Sprossen (Alfalfa und andere),
- Blattsalate,
- Kräuter,
- Früchte und Beeren,
- Sahne,
- Molke,
- Kräuter- und Obsttee-Sorten,
- Mineralwasser ohne Kohlensäure,
- Mineralstoffgemische (gibt es als Nahrungsergänzungsmittel in der Apotheke).

**Übersäuern den Körper**

**Auch Streß macht »sauer«**

**Notwendige »Gegenspieler«**

## Die allergenarme Basenkost

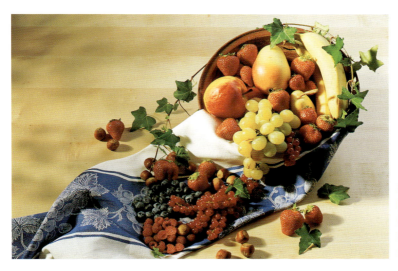

Früchte und Beeren am besten aus biologischem Anbau.

**Obst, Gemüse, Kartoffeln**

▶ Geben Sie also pflanzlichen Lebensmitteln den Vorzug. Folgen Sie diesem Rat, ist die Herkunft der Lebensmittel sehr wichtig: Kaufen Sie möglichst aus kontrolliert biologischem Anbau. Überall installieren sich jetzt Läden und Marktstände mit Gemüse, Kartoffeln und Obst, angebaut unter natürlichen Bedingungen.

### Säuren-Basen-Gleichgewicht durch die richtigen Lebensmittel

Der Säuren-Basen-Haushalt – darüber sind sich die meisten Gelehrten einig – ist das größte, oft existentielle Problem des Stoffwechsels und damit des Menschen.

Der schwedische Ernährungswissenschaftler Ragnar Berg hat als erster schon um die Jahrhundertwende Untersuchungen darüber angestellt, in welchem Verhältnis säuren- und basenüberschüssige Nahrung gegessen werden sollte:

■ Gesunde müssen das Vierfache an Basenkost im Verhältnis zur säurenbildenden Kost verzehren, Kranke das Siebenfache.

Wer von uns lebt danach, ist sich dieses Problems überhaupt bewußt? Kaum jemand! Auch eine als so gesund gepriesene Vollwertkost bringt uns über diese Klippe nicht hinweg, denn auch sie ist oft säuren-

**Vollwertkost übersäuert oft**

# Die Zeit nach der Kur

**Basenkost = natürliche Kost**

überschüssig. Unserer Gesundheit zuliebe müssen wir uns einer überwiegend basenhaltigen Nahrungsweise zuwenden. Die Basenkost garantiert, in der Verbindung mit Essen zur richtigen Zeit, daß unser Körper endlich seine naturgesetzlich festgesetzten Rechte erhält. Der Darm wird es uns danken – und mit ihm Leber, Nieren, Blase, Blut- und Lymphgefäße, Haut und Schleimhäute – all die Organe, die auf Hochtouren arbeiten, um überschüssige Säuren aus dem Körper auszuscheiden. Mit der Basenkost wird unser Organismus endlich vom Streß des ständigen Säurereizes befreit. Auch die Nerven, die dem fundamentalen Regulationsmechanismus des Körpers dienen, werden beruhigt und entspannt, so daß die vegetativen Funktionen wieder normal ablaufen.

»Ich bin sauer« ist wohl nur scheinbar Modedeutsch, denn es bedeutet auch:
- Der Körper ist übersäuert, er ist verschlackt.

So werden im Darm die Schleimhautzellen nicht nur durch die Verschmutzung des Darmrohrs belastet, sondern auch durch die Säurezunahme in den Zellen. Die Entstehung von Darmkrankheiten kann man so leicht nachvollziehen. Und gerade bei einem kranken Darm ist die basische Kost besonders wichtig.

## Die Säuren-Basen-Kontrolle

▶ Kontrollieren Sie von Zeit zu Zeit, sowohl nach der Kur als auch später, Ihren Säuren-Basen-Haushalt:
- Kaufen Sie in der Apotheke ein Basenpräparat, zum Beispiel Rebasit, dem Teststreifen beiliegen.
- Auf dem Teststreifen zeigt eine Skala von 5,2 bis 7,4 die Säuren-Basen-Werte an.
- Halten Sie den Teststreifen in Ihren Urin und lesen Sie anhand der Verfärbung und der Markierung Ihre Werte ab.

**Machen Sie hin und wieder die Kontrolle**

■ Nach der Nachtruhe zeigt sich meist ein saurer Wert zwischen 5 und 7 auf der Skala, nach einem basenüberschüssigen Essen ein basischer Wert zwischen 6,8 und 7,4 (letzterer vor allem nach einem basenüberschüssigen Abendessen). Diese Werte sollten Sie anstreben.

## Kostaufbau nach der Kur

Wir müssen uns diese Zusammenhänge einmal drastisch vor Augen führen und Konsequenzen für die Praxis daraus ziehen, anstatt darüber zu stöhnen, daß wir von Jahr zu Jahr müder, anfälliger und leistungsschwächer werden oder gar vorzeitig altern.

**Für die Nachkur**
■ Wenn Sie die allergenarme Basenkost vier bis sechs Wochen nach Ihrer Kur ohne Abweichungen zu sich nehmen, verbessern Sie Ihren Säuren-Basen-Haushalt erheblich!

## Kostaufbau nach der Kur

**In kleinen Schritten**
Der Kostaufbau nach Ihrer Kur muß in kleinen Schritten und sehr sorgfältig dem Funktionszustand des gereinigten Darms angeglichen werden.
Im folgenden gebe ich Ihnen einige Empfehlungen, wie Sie Ihre Mahlzeiten – Frühstück, Mittag- und Abendessen – mit der allergenarmen Basenkost »gestalten« können. Auch wenn Ihnen diese Art der Ernährung zunächst ungewöhnlich erscheint – wagen Sie einen Versuch! Sie werden überrascht sein, wie wohl Sie sich nach kurzer Zeit fühlen.

### Schon zum Frühstück Kartoffeln?

Wir müssen einsehen, daß wir vor allem am Frühstück etwas grundlegend ändern müssen! Bereits morgens warm zu essen, wird Ihnen zunächst ganz und gar unmöglich erscheinen. Aber wenn Sie einmal probeweise Ihre Vorurteile beiseite lassen, werden Sie feststellen, wie gut das schmeckt und wie wenig der Magen belastet wird. Und Sie sind bis zum Mittagessen satt! Die warme Morgenkost – bestehend aus Salat, Kartoffeln, Gemüse und (eiweißhaltigen) Nüssen, eventuell auch Tofu, wenn dagegen keine Allergie besteht – ist geradezu notwendig, wenn das Abendessen knapp gehalten wird oder sogar wegfällt (was bei Übergewichtigen am besten wäre!).

**Ein Versuch lohnt sich**

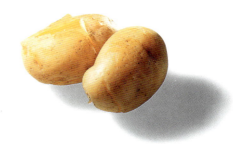

# Die Zeit nach der Kur

**Einfach und praktisch**

● Das brauchen Sie: Falls Sie es nicht schon haben, empfehle ich Ihnen, ein verstellbares Einlegesieb zum Dampfkochen (nicht zum Dampfdruckkochen!) anzuschaffen (Haushaltswarengeschäft). Es paßt sich mit seinem lamellenartigen Rand Kochtöpfen mittlerer Größe problemlos an.
So können Sie in einem Topf eine Kartoffel-Gemüse-Mahlzeit für zwei Personen zubereiten:

**So wird's gemacht**

▶ Legen Sie das Sieb ein und füllen Sie den Topf bis zum unteren Siebrand mit Wasser (kein Wasser auf dem Sieb; auch nicht zu wenig Wasser, damit der Topf, nachdem es verdampft ist, nicht »anbrennt«). Wenn das Wasser kocht und sich kräftig Dampf entwickelt hat, geben Sie die ungeschälten Kartoffeln und das geputzte Gemüse, zum Beispiel Fenchel, Karotten, Lauch, auf das Sieb; Auberginen und Zucchini legen Sie fünf Minuten nach den Kartoffeln ein, Spinat und Mangold dünsten Sie separat. Dünsten Sie zunächst bei großer Hitze, nach 2 bis 3 Minuten stellen Sie die Platte bei Elektroherden von Stufe 3 auf Stufe 2. Wichtig ist, daß während der gesamten Kochzeit – etwa fünfzehn bis zwanzig Minuten – die Speisen im heißen Dampf dünsten. Erst auf dem Teller würzen Sie mit wenig Meersalz und Kräutern, verfeinern Sie mit Sahne oder einem hochwertigen, kalt gepreßten Öl.

**Dünsten!**

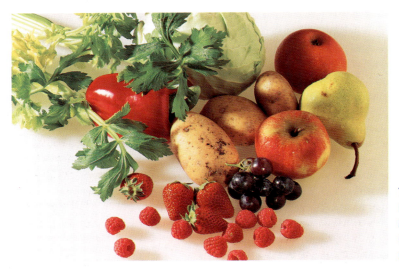

**Täglich auf Ihrem Tisch: Kartoffeln, Gemüse und Obst.**

# PRAXIS
## Kostaufbau nach der Kur
### 83

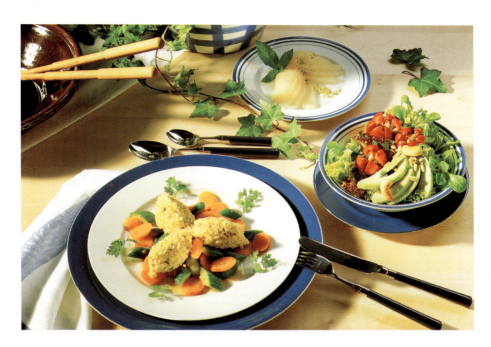

## Das Mittagessen – mehrere Gänge

**Blattsalate**

Als Vorspeise gibt es einen Salatteller. Dazu eignen sich sämtliche Blattsalate (Eisberg-, Eichblatt-, Feldsalat, Rauke, italienisch: Rucola, Radicchio, Lollorosso, Zuckerhut und andere, zum Beispiel Wildkräutersalat) sowie Chicorée. Der Salat wird nur mit etwas Meer- oder Kräutersalz und einem hochwertigen Öl angemacht (kaltgepreßtes Lein-, Sonnenblumen-, Sesam-, Weizenkeim- oder Olivenöl), bestreut mit Nüssen oder Kernen, garniert mit Tomaten, Avocado, Radieschen und frischen Kräutern.

Als zweiter Gang kommen Kartoffeln und Gemüse auf den Tisch, zubereitet wie zum Frühstück. Wer es ohne Blähungen verträgt, kann als Nachtisch Apfel oder Birne (geschält) gegen Ende der Garzeit auf das Gemüse legen. Bitte nach gekochtem Gemüse kein frisches (rohes) Obst essen; das führt zu Gärungszuständen.

Statt der Kartoffeln dürfen Sie jeden zweiten Tag zu Mittag Reis und Gerichte aus Hirse, Mais (Polenta) oder Buchweizen essen.

**Ihr Mittagessen – mit Liebe und Fantasie zubereitet und hübsch angerichtet.**

# Die Zeit nach der Kur

## Was gibt's zum Abendessen?

**Leichte Kost** Bei Hunger sollte Leichtes gegessen werden: eine dünne Gemüsesuppe, dazu ein bis drei Reiswaffeln (Reformhaus) mit Butter, Avocado, Tomaten, vegetarischem Aufstrich (Reformhaus), einem weichgekochten Ei. In jedem Fall aber sollte wenig gegessen werden. Wer zum Frühstück »basisch« ißt, wird erleben, daß er abends keinen Hunger mehr hat.
Bei einem gesunden Verdauungsapparat werden die Mahlzeiten so gut ausgenutzt, daß man sogar mit nur einer Mahlzeit am Morgen auskommt.

## Wie geht es weiter?

Vorausgesetzt, Sie haben sich die sechs Wochen nach Ihrer Kur an die basische Kostform gehalten, sind Ihre Darmbeschwerden wahrscheinlich verschwunden. Wenn Sie – was zu wünschen wäre – nicht in die alte Art und Weise Ihrer Ernährung zurückverfallen wollen, sollten Sie jetzt einige Punkte beachten:

**Darauf sollten Sie achten**
● Die allergenarme Basenkost ist eine vegetarische Kost. Ernähren Sie sich langfristig damit, müssen Sie auf eine ausreichende Eiweißzufuhr achten. Wenn Sie Milchprodukte wegen der Allergieproblematik meiden, sollten Sie hin und wieder ein Ei essen im Wechsel mit Nüssen und Samen (Mandeln, Hasel- und Walnüsse, Sonnenblumenkerne). Ihren Eiweißbedarf können Sie decken auch mit Hilfe von Linsen und anderen Hülsenfrüchten, zur Hälfte mit Hafer, Grünkern oder Gerste gemischt, oder mit Sojaprodukten (wenn Sie Soja nicht vertragen, bekommen Sie danach Blähungen).

**Den Eiweißbedarf decken**

● Wenn Sie plötzlich ein starkes Verlangen nach Fleisch oder Fisch bekommen, geben Sie ihm ruhig nach. Solange Sie gelegentlich einmal in der Woche tierisches Eiweiß essen, brauchen Sie sich Ihres Säuren-Basen-Haushalts wegen nicht zu sorgen.

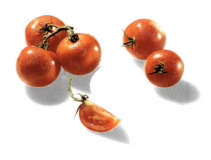

# Ernährungsumstellung lohnt sich

**Sie fühlen sich wohl**

Während der Zeit Ihrer Nachkur haben Sie erfahren, daß sich mit der allergenarmen Basenkost köstliche und vielfältige Gerichte zubereiten lassen. Ihre verkümmerten Instinkte sind zu neuem Leben erwacht, Ihre Geschmacksnerven lehnen mittlerweile alles Scharfe, Gebratene, Saure, Künstliche, zu Salzige und zu Süße ab – das »normale«, das übliche Essen löst bei Ihnen Abwehr aus. Wenn Sie es dennoch verzehren – meist aus gesellschaftlichen Zwängen, um Gastgeber nicht zu verletzen, oder weil es in Betriebskantinen und den meisten Restaurants keine einfachen, natürlichen Gerichte gibt –, ruft es bei Ihnen Widerwillen hervor oder verursacht Ihnen sogar Beschwerden.

■ Wenn es Ihnen jetzt so geht, können Sie stolz auf sich sein. Ihr Körper hat gewonnen; Sie sind auf dem richtigen Weg, dem Weg zur Gesundheit. Bleiben Sie auf diesem Weg und gehen Sie ihn Schritt für Schritt weiter:
● Wählen Sie Ihre Nahrungsmittel stets sorgfältig aus.
● Essen Sie weiterhin weniger Fleisch, Fisch und Käse (tierisches Eiweiß), auch weniger Brot und Nudeln (Kohlenhydrate). Achten Sie auf versteckte Fette!
● Bereichern Sie Ihre Mahlzeiten durch mehr Gemüse und Obst (gedünstet, seltener roh, dann nur morgens bis mittags) und mehr Blattsalate.
● Streichen Sie Süßigkeiten von Ihrem Speiseplan, auch gesüßte Fruchtsäfte und Cola-Getränke.
● Schränken Sie Ihren Kaffee- und Teekonsum ein oder verzichten Sie auf diese Getränke.
● Trinken Sie reichlich, bitte zwischen den Mahlzeiten; schwach aufgebrühte Kräutertees, frisch gepreßte Säfte, verdünnt mit Wasser, »stilles« (kohlensäurearmes) Mineralwasser; zwei bis drei Liter Flüssigkeit sollten es täglich sein.

**Schritt für Schritt zu neuem Wohlbefinden**

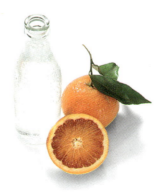

## Die Zeit nach der Kur

- Essen Sie drei nicht zu reichliche Mahlzeiten am Tag – wenn's am besten schmeckt: aufhören! Essen Sie vor allem abends bescheiden, dafür morgens etwas mehr.
- Lassen Sie sich Zeit beim Essen. Kauen Sie gut! Jeden Bissen bis zu dreißig Mal. Sie fühlen sich schneller satt, außerdem helfen Sie durch diese »Mundverdauung« Ihrem Darm bei der Verwertung der Nahrungsmittel.
- Finden Sie Ihr eigenes Maß! Ihr Sättigungsgefühl ist inzwischen so hervorragend geschult, daß Ihr Körper »die Bremse zieht«, wenn er genug hat.
- Beachten Sie aufmerksamer als zuvor die kleinen Signale, die Ihr Körper Ihnen sendet – Unbehagen, Völlegefühl, Widerwillen gegen das Essen. Reagieren Sie, indem Sie einen Fastentag einlegen (Seite 35).
- Helfen Sie sich selbst, indem Sie regelmäßig die Bauchselbstmassage durchführen; sie regt den Kreislauf an, verbessert den Muskeltonus und verhilft Ihnen immer wieder zu Ruhe und dem wunderbaren Gefühl von Entspanntsein.
- Machen Sie von Zeit zu Zeit eine einwöchige Entschlackungskur – planen Sie diese eine Woche, in der Sie sich nur um sich selbst und Ihre Gesundheit kümmern, rechtzeitig ein.

Die beiden letzten Empfehlungen möchte ich Ihnen besonders ans Herz legen:

▶ Lassen Sie sich Zeit bei Ihrer Ernährungsumstellung; Schritt für Schritt vollzogen, gewöhnen Sie sich so daran, daß Sie kaum noch in altes »Fehlverhalten« zurückfallen.

▶ Finden Sie zu der Ernährung, die für Sie die richtige ist – probieren Sie aus, was Ihnen am besten schmeckt und am besten bekommt. Bedenken Sie stets, und nicht nur in bezug auf Ihre Ernährung:
- Je einfacher, desto besser, je natürlicher, desto gesünder.

**»Signale des Körpers« beachten**

**Lassen Sie sich Zeit!**

# Die Nachkur im Überblick

Sie haben Ihre Kur jetzt abgeschlossen – wie soll es weitergehen?

▪ In diesem Überblick ist ein »Mustertag« Ihrer Nachkur vorgestellt (die Seitenzahlen führen zu den Erläuterungen im Text).

Um den Erfolg Ihrer Kur zu erhalten und als Hilfe zur Umstellung Ihrer Lebens- und Ernährungsweise sollten Sie täglich ein kleines »Programm« absolvieren. Ich habe Ihnen zusammengestellt, wie ein Tag während der Zeit Ihrer Nachkur aussehen könnte.

▶ Nach dem Aufwachen: Im Bett nach Herzenslust räkeln und strecken wie eine Katze. Anschließend 5 bis 10 Minuten Atemübungen (Seite 52) oder 10 bis 20 Minuten Bauchselbstmassage (Seite 52/59).

▶ Nach dem Aufstehen: Bittersalztrunk (Seite 42), und zwar für Gesunde
● in der ersten Woche nach der Kur um die Wochenmitte 1 Tag aussetzen;
● in der zweiten Woche nach der Kur über die Woche verteilt 2 Tage Pause machen;
● in der dritten Woche nach der Kur 3 Tage aussetzen.
● In diesem Rhythmus fortfahren. Von der siebten Woche an erübrigt sich der Bittersalztrunk.

▪ Dieses »Ausschleichen« ist nur für Gesunde angezeigt, die sich nach den Regeln der allergenarmen Basenkost (Seite 76) ernähren.

▶ Vor dem Frühstück:
● Trockenbürsten mit einem Sisal- oder Luffahandschuh: 10 bis 15 Minuten, beginnend bei den Füßen, danach Beine, Hände und Arme, jeweils mit langen Strichen zum Herzen hin bürsten, zum Abschluß den Körper mit kreisenden Bewegungen bürsten.
● Duschen mit lauwarmem Wasser, eine Duschlotion oder Seife verwenden. Im günstigsten Fall genügt gründliches Hautbürsten ohne Seife.
● Anschließend den ganzen Körper mit einem reinen Öl oder einer Körpermilch einreiben.

# Die Zeit nach der Kur

▶ Ihr Frühstück:
● Salatteller aus Blattsalaten und wenig rohem Gemüse (vom 45. Lebensjahr an Gemüse immer kochen!),
● Pellkartoffeln, gelegentlich Reis (Basmatireis zum Beispiel), Hirse, Buchweizen, Mais, Grünkern,
● dazu Gemüse, gekocht – es können zwei Sorten sein. Bis zum 45. Lebensjahr können Gesunde auch (eingeweichtes) Getreidemüsli mit frischem Obst essen – aber nicht täglich!

■ Grundsätzlich: Geben Sie Lebensmitteln aus kontrolliertem biologischen Anbau den Vorzug! Verwenden Sie Salz sparsam, meiden Sie scharfe Gewürze. Nach dem Essen Zähne putzen.

▶ Ihr Vormittag:
● Erst nach 4 bis 5 Stunden das Mittagessen einnehmen. Eventuell darf zwischendurch etwas Obst verzehrt werden – Bananen, Erdbeeren, Weintrauben, reife Äpfel, reife Birnen.
● Genügend trinken (Seite 38)!

▶ Ihr Mittagessen:
● Salatteller,
● Pellkartoffeln, nach Wunsch auch ein Brei aus Dinkel (Grünkern), Hafer oder Gerste und Polenta,
● Gemüse gedünstet – es können zwei Sorten sein,
● Butter, Sahne oder Öl immer erst unmittelbar vor dem Essen zufügen!

▶ Ihr Nachmittag:
2 bis 3 Stunden reservieren für
● Ruhen,
● eventuell Prießnitz-Wickel (Seite 62),
● anschließend 10 Minuten Gymnastik, dann Bewegung (Seite 67), tanzen.
● Genügend trinken (Seite 38)!

▶ Ihre Nachmittagsmahlzeit:
● Als Getränk Kräutertee oder Malzkaffee,
● bei Hungergefühl leichtes Gebäck oder statt des Abendessens eine kleine Mahlzeit (wie Frühstück und Mittagessen).

▶ Ihre Abendmahlzeit – um 18 Uhr:
● Kräutertee oder Malzkaffee,
● Blattsalat oder dünne Gemüsesuppe, eventuell Gemüsebrühe (Seite 40),
● 1 Scheibe Vollkornbrot oder 4 Scheiben Knäckebrot oder 2 bis 3 Reiswaffeln (Reformhaus),

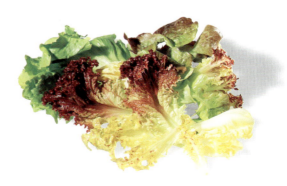

# PRAXIS

## Die Nachkur im Überblick

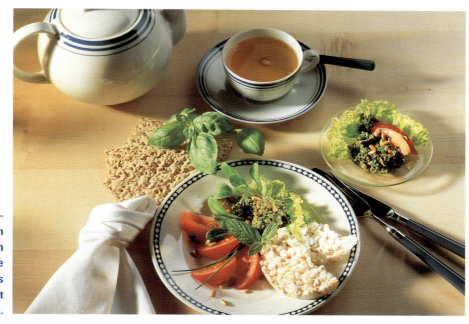

*Zum Abendessen wählen Sie leichte Kost, das Angebot ist reichhaltig.*

Butter oder selbstgemachter Aufstrich aus frischen Gewürzkräutern (Basilikum, Petersilie, Schnittlauch und anderen Kräutern nach Geschmack) sowie feingehackten Zwiebeln, wenig Knoblauch, Sonnenblumenkernen und kaltgepreßtem Öl.

Nehmen Sie täglich nicht mehr als 30 Gramm beziehungsweise 30 Milliliter Fett zu sich.

Tomaten und Avocado in kleinen Mengen in täglichem Wechsel.

● Übergewichtige sollten abends nur trinken.
● Nach 18 Uhr sollten Sie nichts mehr essen.

▶ Nach Ihrem Abendessen: 1 bis 2 Stunden Bewegung (Seite 67), wenn möglich, länger.

▶ Vor dem Schlafen:
● Bauchselbstmassage (Seite 52/59),
● Prießnitz-Wickel (Seite 62) oder Rumpfwickel (Seite 63).
● Zur seelischen Entspannung: Probleme in der Familie möglichst nicht in den nächsten Tag hinüber nehmen, sondern durch sofortige Aussprache angehen; sich darüber Gedanken machen: Wie finde ich inneren Frieden?
● Überlegen Sie doch, ob Sie nicht eine Entspannungsmethode erlernen möchten. Volkshochschulen bieten Kurse an, Bücher können Ihnen helfen (Seite 92). Wenn Sie das Erlernte regelmäßig in Ihrem Alltag nutzen, werden Sie schon nach kurzer Zeit die positive Wirkung erfahren.

# Vorbeugen ist besser als heilen

Sie wissen jetzt, wie wichtig der Darm für unsere Gesundheit ist. Ich wünsche mir, daß Sie vieles von dem, was ich Ihnen empfohlen habe, in die Tat umsetzen; das würde die Freude rechtfertigen, mit der ich dieses Buch geschrieben habe. Denn es liegt mir am Herzen, den Menschen zu helfen, bevor sie unheilbar krank werden. Dazu möchte ich ein Wort von Victor von Weizsaecker, dem Begründer der Psychosomatik, zitieren:
»*Wenn es dem Patienten gut geht, geht es auch dem Arzt gut. Wenn es dem Patienten schlecht geht, dann geht es auch dem Arzt schlecht.*«
Aus diesem Grund gehört mein ärztliches Engagement in erster Linie den »Noch-Gesunden«, also der Prävention, der Verhütung von Krankheiten. Deshalb habe ich auch vor einigen Jahren den Verein »Lernen – Vorbeugen – Heilen« ins Leben gerufen, der diese Ziele durch vorbeugende Aufklärung über die richtige Ernährung und durch Vermittlung der Behandlung durch Darmsanierung und der Azidose-(Übersäuerungs)-Therapie in Seminaren verfolgt.
Ich wünsche Ihnen viel Erfolg bei der Umgestaltung Ihres Lebens und hoffe, daß Sie gesünder und leistungsfähiger sind als zuvor.

*Ihre Renate Collier*

# Zum Nachschlagen

## Adressen, die weiterhelfen

Verein Lernen – Vorbeugen – Heilen e.V.
Dr. med. Renate Collier,
Rosenanger 10,
31595 Steyerberg
oder
Heilpraktiker Peter Königs,
Anzengruberstraße 8,
60320 Frankfurt

Anschriften von Mayr-Ärzten und Mayr-Kursanatorien in Deutschland und Österreich erhalten Sie gegen Einsendung eines frankierten Rückumschlags von
Gesellschaft der Mayr-Ärzte,
Gesundheitszentrum am Wörthersee
A-9082 Maria Wörth-Dellach, Kärnten

Anschriften von Ärzten für Naturheilverfahren erhalten Sie gegen Einsendung eines frankierten Rückumschlags vom
Zentralverband der Ärzte für Naturheilverfahren,
Alfred-Straße 21
72250 Freudenstadt

## Bücher, die weiterhelfen

Aihara, Hermann, *Milch, ein Mythos der Zivilisation;* Verlag Mahajiva, Holthausen/Laer

Bachmann, Dr. med. Robert M., *Kneippen, Gesundheit und Lebensfreude tanken;* Gräfe und Unzer Verlag, München

Bachmann, Dr. med. Robert M., *Vitalkur für den Darm;* Gräfe und Unzer Verlag, München

Bertagnoli, Dr. med. Rudolf, *Sprechstunde Rückenschmerzen;* Gräfe und Unzer Verlag, München

Calatin, Anne, *Die Rotationsdiät;* Heyne-Verlag, München

Cardas, Elena, *Atmen – Lebenskraft befreien;* Gräfe und Unzer Verlag, München

Collier, Dr. med. Renate, *Natürliche Ernährung in der modernen Welt. Gesund überleben mit lebendiger Nahrung;* 2 Bände, Verlag & Vertrieb: Uta Halft, Gartenstraße 10, 53773 Hennef

Flade, Dr. med. Sigrid, *Allergien natürlich behandeln;* Gräfe und Unzer Verlag, München

Flade, Dr. med. Sigrid, *Neurodermitis natürlich behandeln;* Gräfe und Unzer Verlag, München

Flade, Dr. med. Sigrid, *Seelische Störungen natürlich behandeln;* Gräfe und Unzer Verlag, München

Flade, Dr. med. Sigrid, *Übergewicht natürlich behandeln;* Gräfe und Unzer Verlag, München

Glaesel, Karl-O., *Heilung ohne Wunder und Nebenwirkungen;* Labor Glaesel Verlag, Konstanz

Glaesel & Nolfi, *Geheilt durch lebendige Nahrung;* Labor Glaesel Verlag, Konstanz

Kraske, Dr. med. Eva-Maria, *Wie neugeboren durch Säure-Basen-Balance;* Gräfe und Unzer Verlag, München

Laabs, Walter, *Kleiner Leitfaden zur Selbstbehandlung bei Rückenschmerzen;* Haug Verlag, Heidelberg

Lützner, Dr. med. Hellmut, *Wie neugeboren durch Fasten;* Gräfe und Unzer Verlag, München

Lützner, Dr. med. Hellmut, Million, Helmut, *Richtig essen nach dem Fasten;* Gräfe und Unzer Verlag, München

Mayr, Dr. med. Franz Xaver, *Fundamente zur Diagnostik von Verdauungskrankheiten;* Turm-Verlag, Bietigheim

Mayr, Dr. med. Franz Xaver, *Schönheit und Verdauung;* Verlag Neues Leben Stadelmann
Mayr, Dr. med. Franz Xaver, *Die Darmträgheit* (vergriffen)
Mayr, Dr. med. Franz Xaver, *Die verhängnisvolle Frage* (vergriffen)
Randolph, T.G., Moss, R.W., *Allergien: Folgen von Umweltbelastung und Ernährung;* Verlag C.F. Müller, Karlsruhe
Rauch, Dr. med. Erich, *Diagnostik nach F.X. Mayr;* Haug Verlag, Heidelberg
Rauch, Dr. med. Erich, *Die Darmreinigung nach F.X. Mayr;* Haug Verlag, Heidelberg
Rauch, Dr. med. Erich, *Die F. X. Mayr-Kur ... und dann gesünder leben;* Haug Verlag, Heidelberg
Rauch, Dr. med. Erich, *Die F.X. Mayr-Kur und aktive Gesundheitspflege;* Haug Verlag, Heidelberg
Rauch, Dr. med. Erich; *Blut- und Säfte-Reinigung/Milde Ableitungskur;* Haug Verlag, Heidelberg
Rauch, Dr. med. Erich; Mayr, Peter, *Milde Ableitungsdiät;* Haug Verlag, Heidelberg
Sander, Friedrich, *Der Säure-Basen-Haushalt des menschlichen Organismus;* Hippokrates Verlag, Stuttgart
Weiss, Helmut, *Kranker Darm, kranker Körper;* Haug-Verlag, Heidelberg
Worlitschek, Michael, *Praxis des Säure-Basen-Haushaltes;* Haug Verlag, Heidelberg

# Beschwerden- und Sachregister

Abendessen 84
Abführmittel 41
Abschnitte des Darms 8
Abwehrschwäche 16
Abwehrsystem 17
Aerophagie 27
After 9, 10
akute Verstopfung 27
allergenarme Basenkost 40, 76
Allergene 14, 16, 76
Allergie-Test 77
allergieauslösende Nahrungsmittel 39
Allergien 14, 39
Allergien, Nahrungsmittel-, 28, 37
Allergiker 40
Analfissuren 28
Anbau, biologischer 79
Arbeitsweise des Darms 8
Atemübung 52

Bäckerhefe 76
Bahnungsreflex 21, 24
Basenkost 40, 76, 78
Bauchatmung 49, 52
Bauchform 8, 9
Bauchmassage 49, 51, 54, 55, 57, 58
Bauchraum 8, 13, 50
Bauchschmerzen 19
Bauchselbstmassage 49, 52, 59
Bauchspeicheldrüse 10
Bauchübung 56
Beckendarm 9, 23
Belastung des Darms 49
Bettruhe 35
Bewegung 67
Bierhefe 76
biologischer Anbau 79
Bittersalz 42, 48
Bittersalz, Wirkung 43
Bittersalztrunk 42
Blähbauch 27
Blähungen 20, 26
Blattsalate 83
Blinddarm 10, 23
Blut im Stuhl 29

Blut- und Lymphgefäße 13, 17
Blutkrebs 17
Blutkreislauf 12
Brustraum 50
Bucheckern 77
Bürsten-Seifenbad 66
Butter 76

chronische Verstopfung 27
Colitis ulcerosa 28, 29

Darm, Abschnitte 8, 11
Darm, Arbeitsweise 8
Darm, Belastung 49
Darm, Schonung 35
Darm, Selbstreinigung 20
Darmausgang 23
Darmbakterien 13, 14, 16
Darmbewegung 13
Darmentzündungen 29
Darmflora 13, 16, 20
Darminfektion 16
Darmkrebs 17, 29
Darmmilieu 20
Darmreinigung 41
Darmrohr 12, 20
Darmsanierung 32, 33
Darmschleimhaut 12, 14
Darmstörung 18
Darmstörungen
  bei Kindern 17
Darmträgheit 18
Darmtumore 29
Darmwand 12
denaturierte
  Nahrungsmittel 17
Detailbehandlung 54, 57, 58
Diät, Milch-Semmel-, 37
Diät, Schon-, 37
Diätvariationen 39
Dickdarm 8, 10, 11, 23
Divertikel 29
Dünndarm 8, 10, 11, 23
Dunstwickel 63
Durchfall 28

Eier 76
Einlauf 44, 45

Einläufe und Klistiere 41
Elektrolyte 26, 34
Entleerung 47
Entschlackung 62
Entschlackungskur 32, 33
Entschlackungskur zu Hause 33
Entschlackungstage 70
Erbrechen 26
Ernährung 15
Ernährungsfehler 16
Ernährungsumstellung
  76, 84, 85

F.X.-Passage Salz 42
Fasten 35
Fäulnisbakterien 16, 29
Fisch 76
Fleisch 76
Fremdmilch 15
Fremdstoffe 14
Frühstück 81
Fuselalkohol 50

Ganzheitsbehandlung 54, 55, 60, 61
Gemüse 40, 50, 76, 77, 83
Gemüsebrühe 39, 40
Gemüsesuppe 84
Getreide 76
Geschwüre 29

Hämorrhoiden 28
Haut 17
Hefe, Bäcker- 76
Hefe, Bier- 76
Hemmungsreflex 21, 24

Ileitis 28
Immunsystem 16
Irrigator 45

Kamillentinktur 45
Kartoffel-Gemüse-Mahlzeit 82
Kartoffeln 40, 77, 83
Käse 76
Klistiere 41
Klysopomp 44
Koliken 20, 26

# Beschwerden- und Sachregister

Kombinationspräparat 34, 48
Kontaktaufnahme 54, 59
Körperenergie 12
Körpermassage 68
Kostaufbau 81
Kotreservoir 10
Krankheit 18
Kur, 8-Tage-, Überblick 70
Kurkrise 72

Lebensweise 75
Leber 10, 17
Leinsamen 50
Leukämie 17
Luftschlucken 27
Lunge 17
Lymphbahnen 17
Lymphozyten 14
Lymphsystem 12, 14

Magen 10, 11, 23
Magen-Darm-Passage 10, 21, 23
Magensäure 10
Mahlzeit 21
Massage 68
Massage, Körper- 68
Massage-Termine 69
Mastdarm 9, 10, 11, 23
Medikamente 16
Mikroorganismus 16
Milch 15, 76
Milchallergie 37
Milch-Semmel-Diät 37
Milcheiweiß 76
Milcherzeugnisse 16
Milz 17
Mineralien 34, 48
Mineralstoffe 34, 48
Mittagessen 83
Morbus Crohn 28, 29
Mundhöhle 10
Muskeltonus 8, 13
Muttermilch 15

Nachkur 67, 76
Nachkur, Überblick 87
Nahrung 15
Nahrungsenergie 12

Nahrungsmittel, allergieauslösende 39
Nahrungsmittel, basenüberschüssige 78
Nahrungsmittel, denaturiert 17
Nahrungsmittel, übersäuernde 78
Nahrungsmittelallergien 28, 37
Nahrungspassage 22
Nahrungspausen 25
Natron 45
Niere 17
Nüsse 77

Obst 50, 77, 83
Organuhr 21

Peristaltik 13
Prießnitz-Wickel 62

Querdarm 10, 13

Radfahren 67
Reflex, Bahnungs-, 21, 24
Reflex, Hemmungs-, 21, 24
Reflexablauf 24
Reinigung des Darms 41
Rezept für Gemüsebrühe 40
Rohes Gemüse 76
Rohes Obst 76
Rohkost 50
Rohrzucker 76
Rübenzucker 76
Ruhe 35
Rumpfwickel 63
Rumpfwickel, Alternative 64

S-förmige Schlinge 9, 23
Sahne 76
Salate 83
Samen 50, 77
Sauna 67
Säuren 50
Säuren-Basen-Gleichgewicht 79
Säuren-Basen-Haushalt 48
Säuren-Basen-Kontrolle 80
Schlacken, Abtransport 14

Schleimhäute 17
Schließmuskel 9, 11, 23
Schlinge, S-förmige 9, 23
Schluckauf 25
Schmerz 19
Schondiät 37
Schonung des Darms 35
Schwimmen 67
Selbstreinigung, Darm 20, 41
Selbstvergiftung 25
Sodbrennen 26
Speiseröhre 10
Spinatprobe 22
Spurenelemente 34, 48
Streß 35
Stuhl 20
Stuhl, Blut im 29
Stuhlgang 19, 47

Tagesplan 87
Teefasten 35, 36
Teesorten 36
Tonus, Muskel- 8, 13
Toxämie 17
Trinkkuren 41
Trinkmenge pro Tag 38

Umweltgifte 17

Verdauungsapparat 8, 10, 15
Verstopfung 27
Verstopfung, akute 27
Verstopfung, chronische 27
Vitamine 34, 48

Wandern 67
Weizenallergie 37
Wickel 62
Wickel, Dunst-, 63
Wickel, Prießnitz-, 62
Wickel, Rumpf-, 63
Wurmfortsatz 10, 11, 23

Zotten 12
Zucker, Rohr-, 76
Zucker, Rüben-, 76
Zwerchfell 50, 51
Zwölffingerdarm 10, 11, 23

# Impressum

Wir danken den Firmen TEE & GESCHENKE und WIE GEWOHNT, beide München, für Leihgaben beim Styling der Fotos.

© 1995 Gräfe und Unzer Verlag GmbH München
Alle Rechte vorbehalten. Nachdruck, auch auszugsweise, sowie Verbreitung durch Film, Funk und Fernsehen, durch fotomechanische Wiedergabe, Tonträger und Datenverarbeitungssysteme jeder Art nur mit schriftlicher Genehmigung des Verlages.

Bildnachweis:
Michael Nischke: Seite 67, 69, 72
Studio Rainer Schmitz: Seite 6, 30, 34, 35, 36, 37, 38, 39, 41, 43, 53, 63, 64, 65, 68, 74, 79, 81, 82, 83, 87, 88, 89, U4; Styling: Jeanette Heerwagen
Bavaria/Lorentis: Seite 56
Christophe Schneider: Titelbild
Fotostudio Teubner: Vignette Seite 40, 84
Georg M. Wunsch: Seite 85

Redaktion: Doris Schimmelpfennig-Funke
Lektorat: Barbara De Bernardinis
Zeichnungen: Gerlind Bruhn
Herstellung: Ina Hochbach
Layout und Umschlaggestaltung: Heinz Kraxenberger
Satz: Design-Typo-Print GmbH, Ismaning
Printed in Italy

ISBN 3-7742-1709-2

Auflage   5.   4.
Jahr      99  98  97  96